Erratum

Transgender und non-binäre Menschen in der Psychotherapie

Diagnostik, Beratung und Begleitung

Marcus Rautenberg
ISBN 978-3-8017-3087-1
2022, Göttingen: Hogrefe

Im Kasten auf S. 32/33 sind leider zwei Überschriften fehlerhaft. Die Überschriften lauten korrekterweise:

Indikationsstellung für Epilationsbehandlung, Hormonbehandlung und Mastektomie (nach 6 Monaten)
• muss im jeweiligen Einzelfall von den Behandelnden begründet werden
Indikationsstellung für genitalangleichende Operationen ~~und Mastektomie~~ (nach 12 Monaten)
• Begründung durch den Behandelnden ...

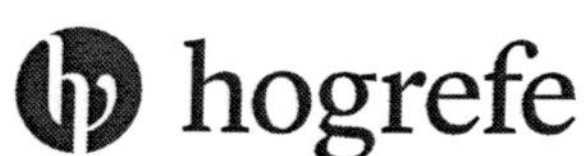

Transgender und non-binäre Menschen in der Psychotherapie

Marcus Rautenberg

Transgender und non-binäre Menschen in der Psychotherapie

Diagnostik, Beratung und Begleitung

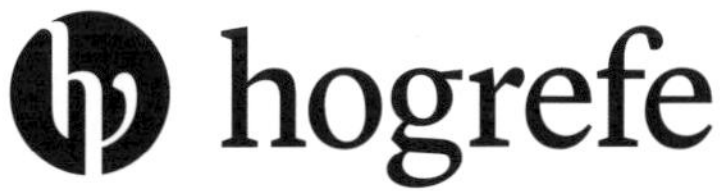

Dipl.-Psych. Marcus Rautenberg, geb. 1968. 1990–1997 Studium der Psychologie in Landau. 2006 Approbation zum Psychologischen Psychotherapeuten (Verhaltenstherapie). Seit 2006 Mitarbeiter in der Psychotherapeutischen Universitätsambulanz der Universität Koblenz-Landau. Seit 2006 tätig in eigener Praxis. Zudem tätig als rechtspsychologischer Gutachter sowie als Supervisor und Dozent im Rahmen der psychotherapeutischen Ausbildung. Arbeitsschwerpunkte: Transsexualismus, Persönlichkeitsstörungen, Kriminalpsychologie.

Bibliografische Information der Deutschen Nationalbibliothek
Die Deutsche Nationalbibliothek verzeichnet diese Publikation in der Deutschen Nationalbibliografie; detaillierte bibliografische Daten sind im Internet über http://dnb.dnb.de abrufbar.

Hogrefe Verlag GmbH & Co. KG
Merkelstraße 3
37085 Göttingen
Deutschland
Tel. +49 551 999 50 0
Fax +49 551 999 50 111
info@hogrefe.de
www.hogrefe.de

Umschlagabbildung: © iStock.com by Getty Images / baona
Satz: Sina-Franziska Mollenhauer, Hogrefe Verlag GmbH & Co. KG, Göttingen
Druck: AZ Druck und Datentechnik GmbH, Kempten
Printed in Germany
Auf säurefreiem Papier gedruckt

1. Auflage 2022

(E-Book-ISBN [PDF] 978-3-8409-3087-4; E-Book-ISBN [EPUB] 978-3-8444-3087-5)
ISBN 978-3-8017-3087-1
https://doi.org/10.1026/03087-000

Vorwort

Die Natur liebt Unterschiedlichkeit; die Gesellschaft leider nicht.
Milton Diamond (2013; Übers. d. Autors)

Seit gut zehn Jahren begleite ich nun im Rahmen meiner Tätigkeit in der Psychotherapeutischen Universitätsambulanz der Universität Landau sowie in eigener Niederlassung schwerpunktmäßig Menschen, die sich nicht dem ihnen zugewiesenen Geschlecht zugehörig empfinden. Der Großteil der Betroffenen fühlt sich dabei dem anderen Geschlecht zugehörig, im Folgenden als transgender bezeichnet. Einige fühlen sich keinem der beiden Geschlechter männlich oder weiblich zugehörig, im Folgenden als non-binär bezeichnet. Allen Betroffenen gemein ist jedoch eine Diskrepanz in Bezug auf ihre (subjektive) Geschlechtsidentität und ihr zugewiesenes Geschlecht und der große Wunsch, dies zu „korrigieren". Hierzu benötigen sie Hilfe von uns Psychotherapeutinnen und Psychotherapeuten.

In den letzten Jahren sind die diesbezüglichen Anfragen nach einer psychotherapeutischen Begleitung von Transgender- und non-binären Menschen deutlich angestiegen. Vielleicht liegt dies daran, dass unsere Gesellschaft mittlerweile deutlich offener mit allen Formen von „Normabweichungen" umgeht und sich Betroffene daher eher trauen, sich ihre früher doch oft diskriminierte Andersartigkeit einzugestehen und sich zu öffnen.

Leider höre ich von Betroffenen aber auch immer wieder, dass Kolleginnen und Kollegen[1] eine therapeutische Begleitung ablehnen. Ich höre dann von Unsicherheiten in Bezug darauf, was eigentlich genau zu tun ist, und von einer fehlenden Spezialisierung. Vielleicht liegt dies daran, dass viele Betroffene gar keine klassische Psychotherapie benötigen, also keine „Heilung" einer psychischen Erkrankung anstreben, sondern eine – auch aktive – Unterstützung in ihrer weiteren Entwicklung, die sie oft selbst als „Anpassung" oder gar „Umwandlung" an das erlebte Geschlecht beschreiben (im Folgenden als Transitionsprozess bezeichnet). Von uns erwarten sie dann beispielsweise eine Indikation für eine Hormonbehandlung

1 In diesem Buch werden zur Bezeichnung von Personen entweder sowohl die männlich als auch die weibliche Form verwendet oder es wird entweder die männliche oder die weibliche Form genutzt; es sind jeweils aber immer alle Geschlechter mitgemeint.

oder für eine Operation. Und tatsächlich besteht die Aufgabe des begleitenden Psychotherapeuten in diesen Fällen fast immer in einer solchen Unterstützung. Die Psychotherapie ist dann hier mehr Diagnostik als Behandlung und meist auch an von den Kostenträgern vorgegebene formale Regelungen gebunden.

Mit diesem Band, der auch auf mehreren Fortbildungsveranstaltungen basiert, will ich Sie für diese Thematik sensibilisieren und ermutigen, mit dieser so anderen, aber auch sehr dankbaren Patientengruppe zu arbeiten. Er richtet sich an interessierte Psychotherapeutinnen und Psychotherapeuten aller fachlichen Ausrichtungen, welche in ihrer täglichen Arbeit mit Transgender- oder non-binären Menschen bereits in Kontakt gekommen sind, mit ihnen arbeiten oder zukünftig arbeiten möchten. Er will in die besonderen Bedingungen der Diagnostik und begleitenden Behandlung von Transgender- und non-binären Menschen einführen.

Ich danke dem Hogrefe Verlag für die Ermöglichung dieses Bandes und für die wohlwollende Unterstützung im Entstehungsprozess. Ich danke den Kolleginnen und Kollegen der Psychotherapeutischen Universitätsambulanz Landau für die Möglichkeit, diesen Schwerpunktbereich zu verwirklichen, ich danke allen meinen Patientinnen und Patienten, die ich bisher begleiten durfte, denn von ihnen habe ich mehr gelernt als aus so manchem Lehrbuch. Zuletzt danke ich meinem Kollegen Matthias Gallei, der als Kinder- und Jugendlichenpsychotherapeut viele minderjährige Transgender-Menschen begleitet und mir viele Anregungen für diesen Band gegeben hat. Schließlich gilt mein Dank meiner Familie für die Geduld und Unterstützung im Entstehungsprozess dieses Bandes.

Hainfeld, im Juni 2022 *Marcus Rautenberg*

Inhaltsverzeichnis

1 Einführung

Fallbeispiel: Herr A.

Herr A. meldet sich per E-Mail bei mir und berichtet in dieser bereits sehr ausführlich und selbstbewusst sein Anliegen. Er sei als Mädchen geboren, aber sich schon seit der frühen Kindheit sicher, dass er kein Mädchen sei. Er fühle sich wie im „falschen Körper" und wolle dies ändern. Lange Zeit habe er sich nicht getraut, sich zu offenbaren, weil er befürchtet habe, sein Umfeld könne ihn ablehnen. Ein Zweifel an seiner männlichen Geschlechtsidentität bestehe für ihn jedoch nicht.

Er habe sich im Internet und in Selbsthilfegruppen informiert und wisse, dass er eine psychotherapeutische Begleitung benötige, damit die Kosten für eine gegengeschlechtliche Hormonbehandlung sowie für die Mastektomie, also die operative Brustentfernung, von seiner Krankenkasse übernommen werden. Diese Unterstützung hoffe er, nun von mir zu erhalten.

Die Identität – oder besser: Ich-Identität – wird in der Entwicklungs- und Persönlichkeitspsychologie übereinstimmend als die Summe aller Merkmale und Eigenheiten beschrieben, welche eine Person von anderen Individuen unterscheidet. Jeder Mensch verfügt dabei in der Summe über eine individuelle eigene Identität, wenngleich er einzelne Eigenheiten auch mit anderen Individuen einer Gruppe teilt. Dabei geht die Psychologie davon aus, dass die Identität eines Menschen keineswegs unveränderbar ist, sondern sich in einem dynamischen Entwicklungsprozess immer wieder neu schafft und im Wesentlichen davon abhängig ist, wie und womit wir uns identifizieren. Unsere Identität beschreibt den Kern unserer Persönlichkeit und unseres Selbst, also unsere Vorstellung und unser Bewusstsein davon, wer wir sind, was wir sind, was wir wollen, aber auch, welchen Gruppen wir uns zugehörig empfinden und was von uns erwartet wird.

Mögliche Subformen der Identität sind die soziale oder kulturelle Identität, die nationale Identität, die sexuelle Identität (bezogen auf die sexuelle Orientierung) sowie – hier vor allem relevant – die Sex-Identität und die Gender-Identität bzw. Geschlechtsidentität. Während bei den beiden letzteren Begriffen allgemeinhin die Sex-Identität das biologische Geschlecht mit seinen Geschlechtsmerkmalen (männlich oder weiblich) beschreibt, bezieht sich die Geschlechtsidentität schließlich auf unser Bewusstsein über unser Geschlecht.

Wenn wir mit Transgender- oder non-binären Menschen in Kontakt kommen, dann begegnen wir einem Menschen, der in diesem letzteren Bereich eine Identitätsdiffusion erlebt. Seine Sex-Identität, die Zuschreibung zu einem Geschlecht aufgrund äußerlicher Geschlechtsmerkmale, weicht von seiner subjektiv empfundenen Geschlechtsidentität ab. Ein Beispiel: Eine Person sieht in den Spiegel und sieht einen Mann, mit dem sie sich jedoch nicht identifizieren kann, denn sie ist der tiefen Überzeugung, dass sie eine Frau ist – zumindest ist sie sich sicher, kein Mann zu sein. Die Person, die sie im Spiegel betrachtet, „ist nicht sie" bzw. ist nicht die Person, von der sie denkt, dass sie es sei. Es ist „irgendwie" jemand anderes, eine andere Identität.

Die Erwartungen, die eine Betroffene oder ein Betroffener an uns Psychotherapeuten hat, sind sehr unterschiedlich. Viele Betroffene leiden unter ihrer Geschlechtsinkongruenz bzw. erleben eine Geschlechtsdysphorie, also ein Leiden („Dysphorie") aufgrund der Geschlechtsinkongruenz (vgl. hierzu auch Abschnitt 5.1). Oder sie leiden unter Reaktionen aus ihrem Umfeld oder an psychischen Erkrankungen. Sie wünschen sich eine Minderung des Leidensdruckes. Manche der Betroffenen wünschen sich jedoch nur eine Beratung und Begleitung sowie Unterstützung im Transitionsprozess. Dies betrifft vor allem die bereits im Fallbeispiel erwähnten formalen Voraussetzungen, welche die Kostenträger an die Bewilligung einzelner Behandlungsschritte stellen, wie etwa das Indikationsschreiben für eine Hormonbehandlung oder ein ausführlicher Behandlungsbericht.

Mir ist bis heute kein Fall bekannt, in dem eine Betroffene nicht mehr „so" sein wollte, also eine „Heilung" vom Trans-Sein wünschte. Dies wird somit kaum Thema sein. Das subjektive Identitätserleben der Betroffenen sollte stets respektiert werden.

Gleichermaßen distanzieren sollten wir uns von den immer noch weit verbreiteten Begriffen des Transsexualismus oder der Transsexualität, denn die Problematik der Betroffenen bezieht sich weder auf deren sexuelles Erleben noch auf deren sexuelle Orientierung. Es geht um die Identität eines Menschen – genauer um die Geschlechtsidentität, also das subjektive Erleben und Empfinden eines Menschen darüber, was er ist, was ihn, seine Persönlichkeit, seine Identität ausmacht. Es geht um das innere Erleben, beispielsweise eine Frau zu sein, obwohl die Person in einem männlichen Körper steckt. Das Kernproblem also ist, dass sich die betroffene Person in einem ganz wesentlichen Teil ihrer Identität als „falsch" oder nicht stimmig erlebt. Es sollten daher die Begrifflichkeiten „Geschlechtsidentität", „Transidentität" oder „transgender" verwendet werden. Dabei lässt sich schließlich zwischen Transfrauen (biologisch männlich) und Transmännern (biologisch weiblich) unterscheiden. Menschen, die nicht transgender sind, werden übrigens im Fachjargon als „Cis-Menschen" bezeichnet. Diese Begriffe werden zudem von den Betroffenen selbst bevorzugt und erleichtern daher nicht zuletzt auch die Ausgestaltung der therapeutischen Beziehung.

Dieses Buch richtet sich schließlich auch an Kolleginnen und Kollegen, die psychotherapeutisch mit Menschen arbeiten, welche sich selbst als non-binär bezeichnen. Dieses Phänomen, sich keinem der beiden Geschlechter zuzuordnen, ist in der Öffentlichkeit noch nicht weit verbreitet und wurde erstmals in den 1990er Jahren ausführlicher beschrieben.

In Anlehnung an Rauchfleisch (2016) wird im Folgenden nicht von Krankheit oder Störung gesprochen, um der mittlerweile auch in Fachkreisen anerkannten Entpathologisierung von transgender Rechnung zu tragen. Rauchfleisch (2016) geht sogar so weit, den Begriff der Patientin oder des Patienten zu vermeiden. Gesprochen werden kann von der Klientin oder dem Klienten. Andererseits verspüren die Betroffenen in der Regel einen großen Leidensdruck, was durchaus rechtfertigt, den Patientenbegriff beizubehalten.

Die Kommunikation mit den Betroffenen oder ihre Bezeichnung sollte vor allem eins: ihren Wunsch akzeptieren. Transgender oder non-binär ist als eine Normvariante der Geschlechtsidentität zu verstehen und eben nicht als eine Krankheit oder Störung. Im Fokus steht der Leidensdruck der Betroffenen und die Minderung dieses Leidensdruckes durch unterstützende Begleitung.

Der vorliegende Band stellt den Praxisbezug und die psychotherapeutische Begleitung Betroffener eindeutig in den Mittelpunkt. Dennoch sollen, zum schnelleren praktischen Einstieg und zum besseren Verständnis, eingangs einige zentrale Begrifflichkeiten und ihre Entwicklung sowie der aktuelle Forschungsstand betrachtet werden. Hinsichtlich der Empfehlungen für die psychotherapeutische Begleitung und alle weiteren Behandlungsschritte orientieren sich die Ausführungen an der S3-Leitlinie *Geschlechtsinkongruenz, Geschlechtsdysphorie und Trans-Gesundheit* der Arbeitsgemeinschaft der Wissenschaftlichen Medizinischen Fachgesellschaften (AWMF) in der Version vom Februar 2019[2] (Deutsche Gesellschaft für Sexualforschung [DGfS], 2019).

2 Die S3-Leitline wurde ursprünglich im Oktober 2018 veröffentlicht.

2 Grundlegende Konzepte und Begriffe

Für die psychotherapeutische Arbeit mit Transgender- und non-binären Menschen sind Kenntnisse über transgender und Non-Binarität als Normvarianten der Geschlechtsidentität (vgl. hierzu Kasten) von grundlegender Bedeutung. In diesem Kapitel sollen daher diese beiden zentralen Begriffe und ihre Begriffsgeschichte näher betrachtet werden. Darüber hinaus wird Grundwissen über Geschlecht und Geschlechtsidentität und deren Entwicklung vermittelt sowie schließlich eine Abgrenzung der o. g. Phänomene der Geschlechtsidentität von Transvestitismus und Intersexualität vorgenommen.

Merke

Normvarianten der Geschlechtsidentität sind durch ein anhaltendes und starkes Unbehagen und Leiden an dem bei der Geburt zugewiesenen biologischen Geschlecht charakterisiert. Sie gehen in der überwiegenden Zahl der Fälle einher mit dem Wunsch oder der Beteuerung, dem anderen Geschlecht anzugehören und entsprechend leben zu wollen *(transgender)*, oder aber mit dem Wunsch, sich keinem der beiden Geschlechter zuordnen zu müssen *(non-binär)*.

2.1 „Transsexualismus" – Transgender

Normvarianten der Geschlechtsidentität sind zeit-, länder- und kulturübergreifend beschriebene Phänomene und bereits seit der Antike bekannt (Green, 1966; Hänsel, 2006). Tatsächlich erscheinen sie – im Gegensatz zu den Normvarianten der sexuellen Orientierung – sogar allgemein akzeptierter. Nicht wenige wird es daher vielleicht verwundern, dass der Iran das Land mit den meisten geschlechtsangleichenden Operationen bei Transgender-Menschen ist.

In der europäisch geprägten Welt wurden Transgender-Menschen jedoch mindestens bis zum frühen 20. Jahrhundert entweder verfolgt oder als geisteskrank betrachtet. Ein Schicksal, welches sie mit Angehörigen anderer Normvarianten, beispielsweise bezüglich der sexuellen Orientierung, teilten, mit welchen sie dann meist verächtlich in einen Topf geworfen wurden.

Auch aus diesem Grund gibt es kaum belegte Geschichten von Transgender-Personen aus der Zeit vor dem 20. Jahrhundert. Wenn überhaupt darüber berichtet wurde, dann eher rückblickend, und meist wurden die Betreffenden auch nicht als transgender im heutigen Verständnis gesehen, sondern als Transvestiten oder Homosexuelle (Dekker & van de Pol, 1993; Hirschauer, 1993; Steinkühler, 1992).

Gleichwohl berichtet Sigusch (1995b), es habe bereits im 18. Jahrhundert geschlechtsangleichende Operationen gegeben. Auch andere Autoren und Wissenschaftler beschrieben durchaus schon im 19. Jahrhundert „Störungen der Geschlechtsidentität", ordneten diese aber meist Begriffen wie „Homosexualität", „Transvestitismus" oder „Hermaphroditentum" unter. Magnus Hirschfeld schließlich verwendete 1923 erstmals den Begriff „Transsexualismus", um damit eine Abweichung von der (damals gültigen) Norm in Bezug auf die Geschlechtsidentität bzw. eine Normvariante der Geschlechtsidentität zu beschreiben, nachdem er bereits zuvor Abgrenzungen zur Homosexualität vorzunehmen versuchte. Er vermischte Transsexualismus (auch „Transsexualität") jedoch noch weitgehend mit Transvestitismus (das Tragen von „typischer" Kleidung des anderen Geschlechts) und blieb in der Fachdiskussion zunächst unbeachtet (Hirschfeld, 1923).

Größere Aufmerksamkeit erhielt dieses Phänomen einer Variante der Geschlechtsidentität erst durch die Forschungsarbeiten von Harry Benjamin. Dieser grenzte 1953 in einem Aufsatz „Transsexualismus" erstmals vom „Transvestitismus" ab und begründete schließlich 1966 mit seiner Abhandlung *The transsexual phenomenon* das Verständnis der Normvariante der Geschlechtsidentität als behandlungswürdige Krankheit (Benjamin 1953, 1966). Gleichzeitig war Benjamin einer der ersten Wissenschaftler, der „Transsexualität" nicht als psychische Krankheit, sondern allenfalls als körperliche Erkrankung betrachtete. Zudem betreute er bereits seit den 1940er Jahren viele Betroffene in den USA, die dann in der Folge dort auch bereits seit dieser Zeit eine sogenannte gegengeschlechtliche Hormonbehandlung erhalten konnten. Zu einer Zeit, in welcher andernorts versucht wurde, die „Transsexualität" mit Elektroschocktherapie oder einer Zwangsbehandlung mit dem biologischen Geschlecht entsprechenden Hormonen zu heilen. Die von Harry Benjamin gegründete „Harry Benjamin Foundation" ist bis heute eine der bedeutendsten Fachgesellschaften. Aus ihr ist die World Professional Association for Transgender Health (WPATH) hervorgegangen, die beispielsweise die *Standards of Care* (WPATH, 2012) als Empfehlungen zur Versorgung von Menschen mit einer Normvariante der Geschlechtsidentität herausgibt.

Magnus Hirschfeld kommt dennoch eine große Bedeutung zu. Er berichtete erstmals über geschlechtsangleichende Operationen. Im Berlin der 1920er Jahre stellte er Transpersonen von der Polizei akzeptierte Atteste aus, die es den Betroffenen ermöglichten, ohne die Gefahr einer Anzeige wegen Erregung öffentlichen Ärgernisses in Frauen- resp. Männerkleidung vor die Tür zu gehen. Im Umfeld von Hirschfeld wurden dann auch einige Personen, die sich den ersten geschlechtsangleichenden Operationen unterzogen, bekannt (Abraham, 1931). Genannt werden sollen hier *Lilli Elbe* und *Dorchen Richter*, die sogar einen eigenen Wikipedia-Eintrag haben.[3] Deutschland sollte erst viele Jahre später wieder an diesen Entwicklungsstand und an diese aufgeklärte Betrachtung aller Normvarianten anknüpfen.

Mit der ersten medial beachteten geschlechtsangleichenden Operation einer Transfrau in Dänemark 1952 und den Arbeiten von Harry Benjamin „begann eine neue Ära in der Geschichte des ‚Transsexualismus'" (Rauchfleisch, 2016, S. 15). Eine auch in Fachkreisen weitverbreitete Akzeptanz ließ dennoch noch lange auf sich warten.

Seit etwa den 1970er Jahren beschäftigten sich deutsche Sexualwissenschaftler mit – die subjektive Geschlechtsidentität akzeptierenden – Behandlungsmethoden. Es geht nun also nicht mehr darum, die Variante der Geschlechtsidentität zu „heilen" oder zu korrigieren, sondern die Betroffenen auf ihrem Weg hin zur Angleichung zu begleiten.

Seit den 1980er Jahren werden die entsprechenden Behandlungsmaßnahmen (begleitende Psychotherapie, Hormonbehandlung und geschlechtsangleichende Operationen) vor dem Hintergrund eines Leidensdruckes von den Krankenversicherungen übernommen. 1981 trat das „Gesetz über die Änderung der Vornamen und die Feststellung der Geschlechtszugehörigkeit in besonderen Fällen" (Transsexuellengesetz – TSG) in Kraft, welches es Transmenschen ermöglicht, ihren Vornamen und ihren Personenstand zu ändern. Seit Oktober 2018 ist die AWMF-S3-Leitlinie *Geschlechtsinkongruenz, Geschlechtsdysphorie und Trans-Gesundheit* gültig, welche den medizinischen Standard im Bereich Diagnostik, Beratung und Behandlung definiert (derzeitige Version: Februar 2019; DGfS, 2019).

Erst mit Verabschiedung der ICD-11 durch die Weltgesundheitsorganisation WHO im Jahre 2019 (World Health Organization, 2018) wird transgender als Normvariante der Geschlechtsidentität nicht mehr unter den psychischen Krankheiten geführt, sondern als eine Zustandsform der sexuellen Gesundheit („condition of sexual health") definiert. Wann die ICD-11 in Deutschland eingeführt wird, ist zum Zeitpunkt der Drucklegung dieses Bandes noch nicht klar; es wird dann jedoch allein der Leidensdruck, der mit der Inkongruenz zwischen biologischem Geschlecht und Geschlechtsidentität einhergeht, einen Behandlungsbedarf rechtfertigen. Damit wäre eine Variante der Geschlechtsidentität endgültig entpathologisiert.

3 https://de.wikipedia.org/wiki/Dorchen_Richter; https://de.wikipedia.org/wiki/Lili_Elbe

2.2 Non-Binarität

Aktuelle Studien zum erlebten Geschlecht belegen, dass es eine durchaus beachtenswerte Anzahl von Menschen gibt, die sich keinem der beiden Geschlechter männlich oder weiblich eindeutig zugehörig empfinden, unabhängig vom biologischen Geschlecht (vgl. Abschnitt 2.3.1 sowie Abschnitt 2.4 zur Intersexualität). In der wissenschaftlichen Literatur wird dieses Phänomen unter dem Begriff der „Transidentität" subsumiert: „Trans als Selbstbeschreibung würdigt die verschiedenen Lebensrealitäten vieler trans Personen und gilt als weitgehend akzeptierter und inklusiver Begriff (in Übereinstimmung mit der S3-Leitlinie für Trans-Gesundheit, vgl. Nieder & Strauß, 2019)" (Renner et al., 2020, S. 358).

Meines Erachtens beschreibt „Transidentität" jedoch etwas anderes: „Trans" bedeutet wörtlich übersetzt „(hin)über", also nach meinem Verständnis den Wechsel von einem zum anderen Geschlecht. Im Falle von non-binären Menschen geht es aber eher um die Loslösung von einem vordefinierten Geschlecht, also gerade nicht um einen „Hinüberwechsel". Sich als non-binär definierende Menschen lehnen gerade diese Zweiteilung (Binarität) von Geschlechtlichkeit ab, während Transgender-Menschen sich oftmals auch sehr betont einem Geschlecht zuordnen, allerdings nicht ihrem zugewiesenen Geschlecht.

Belegte Quellen, die das Phänomen der Non-Binarität erfassen, sind seit den 1990er Jahren bekannt. So stellte die Philosophin und Publizistin Judith Butler in ihrem viel beachteten, 1990 erschienenen Buch *Gender Trouble* (dt. Titel: *Das Unbehagen der Geschlechter;* Butler, 1991) eine ausschließliche Zweiteilung der Geschlechtlichkeit infrage. Richard O'Brien, der Autor und Komponist des Musicals *The Rocky Horror Picture Show,* bezeichnete sich zunächst lange Zeit als transgender, beschrieb sich selbst dann in einem BBC-Interview 2013 aber folgendermaßen: „Ich verstehe mich wahrscheinlich als rund 70 % männlich, 30 % weiblich" (Fidgen, 2013; Übers. d. Autors).

Erstmals öffentliche Beachtung erhielt Non-Binarität jedoch erst Anfang des 21. Jahrhunderts, als verschiedene repräsentative Umfragen die Abkehr von der Zweigeschlechtlichkeit zunehmend belegten (Glen & Hurrel, 2012, S. 5). So gaben in einer von der Zeitschrift ZEIT 2016 durchgeführten bundesweiten repräsentativen Befragung (sog. ZEIT-Vermächtnisstudie) 3.3 % der befragten Personen an, entweder ein anderes Geschlecht zu haben als bei ihrer Geburt zugewiesen oder sich schlicht nicht als weiblich oder männlich zu definieren (zit. nach Witte, 2017).

Bis heute sind mir in meiner Praxis immer wieder Betroffene begegnet, die sich zwar zunächst als transgender vorstellten, im Verlauf aber die Klarheit einer Non-Binarität entwickelten. Ich halte diese „differenzialdiagnostische" Abklärung für extrem bedeutsam. Denn ein non-binärer Mensch wird sich nach Abschluss des Transitionsprozesses nicht dort wiederfinden, wo er eigentlich hinwollte. Wir können diesen Menschen also sicher eine Menge zusätzlichen Leidensdruck ersparen. Zudem vertrete ich die Ansicht, dass Transgender-Menschen irgendwann keine Transpersonen mehr sind. Nach Abschluss des Transitionsprozesses sind sie ein binärgeschlechtlicher Mensch, also ganz Mann oder Frau. Non-binäre Menschen werden jedoch stets „nicht männlich" und „nicht weiblich" sein. Hierzu ein Beispiel aus meiner mittlerweile langjährigen Tätigkeit als Gutachter im Rahmen von Verfahren nach dem sogenannten „Transsexuellengesetz" (TSG; vgl. hierzu Abschnitt 3.1.1).

Fallbeispiel: Herr/Frau B.

Ich war als Gutachter beauftragt worden, die angekündigte, vermeintliche Transfrau B. zu begutachten. Frau B. hatte einige Jahre zuvor das Verfahren gemäß TSG „erfolgreich" durchlaufen und galt nun als Frau. Jetzt jedoch stellte sie den Antrag, alles rückgängig zu machen. Dieser Fall war für mich schon deshalb herausfordernd, weil es der mir bis dato und auch bis heute einzige vorgelegte Fall ist, in dem sich eine Person dazu entscheidet, den Transitionsprozess rückgängig zu machen.

Ich begrüßte somit – *seinem* angestrebten Wunsch entsprechend – Herrn B. zum Begutachtungsgespräch und hatte zunächst die Vermutung, es handele sich vor allem um ein Passing-Problem (also eine nicht erlebte Akzeptanz von Herrn B. als Frau seitens der Umgebung; vgl. zum Passing Abschnitt 4.3). Diese erste Schlussfolgerung wurde zunächst auch durch die Schilderungen des Probanden dahingehend bestätigt, dass er sehr eindrucksvoll seinen diesbezüglichen Leidensdruck beschrieb. Er habe es nie geschafft, als Frau zu leben und leide unter sozialer Ausgrenzung. Tatsächlich hatte auch ich sehr schnell und unreflektiert den Eindruck, mir sitze keine Frau gegenüber.

Dann jedoch, nach weiterer intensiver Exploration des Probanden, stellte sich das „wahre" Problem heraus, welches auch Herrn B. zunächst gar nicht so bewusst schien; hatte er doch bis dato noch nie etwas davon gehört, dass es dies überhaupt gibt. Denn ich fragte ihn schließlich, wie sehr er sich denn männlich oder weiblich fühlen würde. Hierauf bestätigte er schließlich – auch erleichternd wirkend – dass er sich tatsächlich wohl am ehesten keinem der beiden Geschlechter zugehörig empfinde.

2.3 Geschlecht und Geschlechtsidentität

In einer repräsentativen Umfrage hätten wahrscheinlich noch vor ein paar Jahren nahezu 100 % der Befragten auf die offene Frage „Wie viele Geschlechter gibt es?" mit „zwei: männlich und weiblich" geantwortet. Und auch heute noch wäre der Prozentsatz der binärgeschlechtlich Denkenden relativ hoch. Vergleichbare – eher an früheren Normvorstellungen orientierte – Antworten würden wahrscheinlich auch Fragen nach typischer Jungen- oder Mädchenkleidung oder typischem Spielzeug des jeweiligen Geschlechts erzielen. Stellen Sie sich zur Selbstreflexion vor, Sie werden zur Geburtstagsfeier der dreijährigen Tochter Ihres besten Freundes eingeladen. Welches Geschenk würden Sie mitbringen?

Diese Beispiele mögen zeigen, dass Begriffe wie „Norm" oder „normal" zwar durchaus stigmatisierend oder pathologisierend sein können, andererseits aber auch nur beschreiben, was eben für die große Mehrheit gilt oder was die große Mehrheit denkt. In diesem Sinne wollen wir die Binärgeschlechtlichkeit als Norm und eine Variante dieser Norm als Geschlechtsinkongruenz verstehen.

Merke

Aus statistischer Perspektive betrachtet gibt es *den Normalbereich* ohnehin gar nicht; mit „Normalität" ist immer ein Varianzbereich um einen oftmals nur gedachten Mittelwert gemeint.

Die folgenden Abschnitte geben einen kurzen Überblick über Geschlecht und Geschlechtsidentität und deren Entwicklung. Dieser Überblick soll dazu dienen, die Betroffenen besser zu verstehen und Geschlechtsinkongruenz als „fehlende Übereinstimmung" zwischen zugewiesenem Geschlecht und erlebter Geschlechtsidentität zu akzeptieren.

In Bezug auf das Geschlecht eines Menschen lassen sich drei unterschiedliche Ebenen betrachten, die im Folgenden genauer betrachtet werden sollen:

1. Biologisches Geschlecht:
   - chromosomales Geschlecht,
   - gonadales und gonoduktales Geschlecht,
   - endokrines Geschlecht,
   - genitales Geschlecht,
   - cerebrales Geschlecht,
2. Soziales Geschlecht:
   - Zuweisungsgeschlecht,
   - Geschlechtsrolle,
   - Erziehungsgeschlecht,
3. Subjektives Geschlecht bzw. Geschlechtsidentität

2.3.1 Biologisches Geschlecht

Das biologische Geschlecht wird nach heutigem Kenntnisstand „normalerweise" durch einen chromosomalen Unterschied (chromosomales Geschlecht) vorbestimmt. Bei der Befruchtung der weiblichen Eizelle durch ein männliches Spermium verbinden sich die beiden nur hälftig vorhandenen Chromosomensätze zu einem kompletten Chromosomensatz. Dabei „liefert" das Spermium als einen Bestandteil entweder ein X- oder ein Y-Chromosom und „entscheidet" somit über das biologische Geschlecht und die weitere fetale und embryonale Entwicklung (XX-Chromosomensatz – weiblich; XY-Chromosomensatz – männlich).

Das Gen SRY („Sexbestimmende Region des Y-Chromosoms") auf dem Y-Chromosom beeinflusst dann wesentlich die weitere Geschlechtsentwicklung (Goodfellow & Lovell-Badge, 1993; vgl. auch Abb. 1). Die besondere Bedeutung des SRY-Gens zeigten Experimente an Mäusen, bei denen Weibchen durch Einbringen dieses Gens eine Vermännlichung zeigten und Männchen, bei denen das Gen fehlte, keine männlichen Geschlechtsmerkmale entwickelten (Jäger et al., 1990; Blackless et al., 2000).

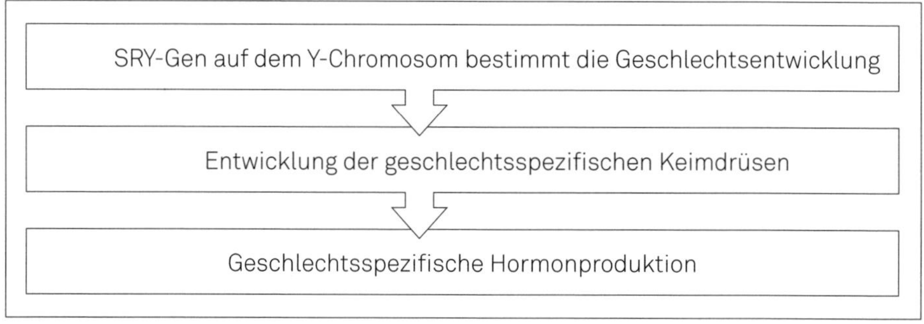

Abbildung 1: Fetale Geschlechtsentwicklung (nach Kindler-Röhrborn & Pfleiderer, 2012)

Die Entwicklung der geschlechtsspezifischen Keimdrüsen (gonadales Geschlecht) setzt ungefähr in der sechsten oder siebten Schwangerschaftswoche ein. Im Anschluss bilden sich ab der siebten oder achten Schwangerschaftswoche die inneren und äußeren Genitalien aus. Für die männliche Differenzierung sind dabei von den Hoden produzierte spezifische Hormone verantwortlich, die weibliche Differenzierung erfolgt hingegen hormonunabhängig (genitales und endokrines Geschlecht). Endokrinologische Untersuchungen während der Schwangerschaft haben gezeigt, dass auch die Mutter dem Embryo Testosteron zur weiteren männlichen Entwicklung zur Verfügung stellt (Leidenberger, 1998, S. 85–109). Ab der neunten Schwangerschaftswoche entwickeln sich schließlich Penis oder Klitoris.

Steuerung der Geschlechtsentwicklung durch Hormone

Die Geschlechtsentwicklung wird auch durch Hormone gesteuert. Beteiligt sind hier vor allem:

- *Keimdrüsen (Gonaden):* Hoden oder Eierstöcke entwickeln sich im Laufe der Schwangerschaft aus den zunächst geschlechtsneutralen Gonaden. Durch das Vorhandensein eines Y-Chromosoms wird das Geschlecht männlich; genetisch gesteuert entwickelt sich der Hoden. Der fetale Hoden verhindert durch die Produktion von Hormonen die Ausbildung der weiteren weiblichen Genitalien (Vagina, innere Genitalien: vor allem Eierstöcke) und bewirkt, dass sich aus dem geschlechtsunspezifischen Genitalhöcker der Penis anstelle der Klitoris ausbildet.
- *Hypophyse und Hypothalamus:* Diese beiden Hirnareale steuern den Hormonhaushalt durch Hormone, welche die Produktion anderer Hormone regulieren, oder durch Hormone, welche direkten Einfluss auf den Körper haben (vgl. folgender Punkt).
- *Sexualhormone:* Die Sexualhormone werden in den Hoden, den Eierstöcken, der Nebennierenrinde, im Hypothalamus und vor allem mit Beginn der Pubertät in der Hypophyse gebildet. Sie steuern die Ausbildung der Geschlechtsorgane sowie später die Produktion von Eizellen und Spermien. Sie sind bedeutsam für die Schwangerschaft und den Sexualtrieb. Wichtige Sexualhormone sind:
  - *Androgene:* Sie werden in den Hoden und in geringem Maße in den Eierstöcken gebildet. Das wichtigste Androgen ist das Testosteron. Testosteron ist an der Regulation emotionaler und motivationaler Prozesse beteiligt.
  - *Estrogene:* Estrogene, geläufig auch Östrogene, werden in den Eierstöcken und in der Nebennierenrinde gebildet. Sie entwickeln sich aus Androgenen. Estrogene haben einen Einfluss auf die Psyche.

Etwa ab der zwölften Schwangerschaftswoche setzt eine geschlechtsspezifische Differenzierung des Gehirns ein (cerebrales Geschlecht). Wenngleich die spezifischen daran beteiligen Mechanismen noch ungeklärt scheinen, wird angenommen, dass es eine Differenzierung bezüglich der funktionellen Hemisphärenspezialisierung für sprachliche Fähigkeiten gibt. Darüber hinaus weisen Studien darauf hin, dass es eine Differenzierung bezüglich geschlechtsstereotypen Spielverhaltens gibt. Des Weiteren werden geschlechtsspezifische Unterschiede hinsichtlich der räumlich-visuellen Vorstellungskraft sowie der Emotionsregulation als Folge dieser hirnphysiologischen Entwicklungsphase erwähnt. Inwieweit sich diese hirnphysiologischen Geschlechterunterschiede auch bildlich darstellen lassen, ist umstritten. (Vgl. zum Stand der Forschung: Hesse, 2018, und Liua et al., 2020.)

2.3.2 Soziales Geschlecht

Bis heute ist es üblich, wenn auch nicht mehr zwingend erforderlich, dem Kind nach der Geburt ein Geschlecht zuzuweisen, und zwar nach wie vor eines der beiden Geschlechter männlich oder weiblich. Dieses *Zuweisungsgeschlecht* bildet die Grundlage für die Geschlechtsidentität, aber eben auch für die eventuelle Geschlechtsinkongruenz. Vereinfacht, aber dennoch treffend ausgedrückt, können wir sagen: Weicht das Zuweisungsgeschlecht von der Geschlechtsidentität ab, besteht eine Geschlechtsinkongruenz und wir sprechen von einem Transgender- oder (wenn es nicht um das „andere Geschlecht" geht) non-binären Menschen. Wir können zudem heute nahezu mit Sicherheit sagen, dass die Geschlechtsidentität sich unabhängig von den typischen biologischen Geschlechtsmerkmalen und auch unabhängig von der Geschlechtsrolle – oder besser: Geschlechtsrollenstereotypen – entwickelt und hirnphysiologisch verankert zu sein scheint. Insofern stellt die Geschlechtsidentität strenggenommen ebenfalls ein biologisches Geschlechtsmerkmal dar, ist das Gehirn doch Teil der Physiologie, also biologisch.[4]

Geschlechtsrollen (auch: Geschlechterrollen) oder Geschlechtsrollenstereotype umfassen Verhaltensweisen, die in einer Kultur typischerweise von Männern und Frauen erwartet werden und gesellschaftlich akzeptiert sind. Es handelt sich dabei um sich verändernde Phänomene (sowohl kulturell als auch historisch), und sie stehen sicher in einem engen Zusammenhang mit der Erziehung und Sozialisation eines Menschen. Aus meiner praktischen Erfahrung heraus kann ich sagen, dass Transgender-Menschen oftmals durch ein betont geschlechtsrollenstereotypes Auftreten imponieren. Dies mag daran liegen, dass die Betroffenen in der Betonung der Geschlechterrolle das einzige zur Verfügung stehende Mittel sehen, ihr empfundenes Geschlecht nach außen hin zu präsentieren. Immer wieder erliegen aber auch sogenannte Experten der vermeintlichen Annahme, ein Kind, das gerne mit Puppen spiele und Kleidchen trage, sei sicher eher ein Mädchen. Tatsächlich hat jedoch das eine mit dem anderen hinsichtlich der Geschlechtsidentität nichts zu tun. Wie sehr ein Mensch geschlechtsrollenstereotyp auftritt, ist wohl eher eine Folge des *„Erziehungsgeschlechts"*, also der Art, wie sehr Eltern ihr Kind „typisch" geschlechtlich erziehen.

Für Transgender-Menschen erscheint es mir hilfreich und unter entwicklungspsychologischen Aspekten – im Hinblick auf die Entwicklung komorbider psychischer

4 Einige Betroffenenverbände, vorneweg Aktion Transsexualität und Menschenrecht e.V. (ATME), argumentieren daher auch dafür, bei transgender oder non-binär eben nicht von einer Inkongruenz zwischen biologischem und identitärem Geschlecht zu sprechen, sondern Geschlecht insgesamt in seiner Vielfalt dimensional zu betrachten. Ferner wird bei dieser Argumentation davon ausgegangen, dass ohnehin auch die Geschlechtsidentität biologisch sei (vgl. hierzu Schieferdecker, 2016). Dies kommt einer Ansicht von Diamond (2007) nahe, der transgender als eine hirnphysiologische Intersexualität definiert (vgl. Abschnitt 2.4).

Symptome – insgesamt weniger belastend, wenn Eltern ihr Kind weniger „typisch" geschlechtlich erziehen und beeinflussen.

Unabhängig von Geschlechtsrollenstereotypen können kindliche geschlechtsspezifische Reaktionen und Verhaltensweisen betrachtet werden. Untersuchungen zeigen, dass es so etwas wie geschlechtsspezifisches Verhalten unabhängig von Erziehungseinflüssen in allen Kulturen zu geben scheint. In einer Studie von Lewis und Brooks-Gunn (1979) zeigte sich, dass Kleinkinder im ersten Lebensjahr bereits vermehrt auf Bilder mit Kindern gleichen Geschlechts blickten als auf Bilder mit Kinder des anderen Geschlechts. Es wird vermutet, dass das Geschlecht anderer früher wahrgenommen wird, als sich eine Bewusstheit für die eigene Geschlechtsidentität einstellt (Jacke, 2016).

2.3.3 Subjektives Geschlecht – Geschlechtsidentität

Wie bereits in der Einführung erläutert, bezieht sich die Geschlechtsidentität auf unser Bewusstsein über unser Geschlecht (subjektives Geschlecht). Tobin, Menon, Menon, Spatta, Hodges und Perry (2010) oder Steensma, McGuire, Kreukels, Beekman und Cohen-Kettenis (2013) formulieren verschiedene Dimensionen des Empfindens der eigenen Geschlechtsidentität, von denen drei für die Stabilität einer Geschlechtsidentität oder eben das Persistieren einer Geschlechtsinkongruenz relevant zu sein scheinen:

1. Wissen um die Zugehörigkeit zu einem Geschlecht,
2. Zufriedenheit mit dieser Geschlechtszugehörigkeit,
3. Erleben von Geschlechtskonformität.

Hinsichtlich der Entwicklung der Geschlechtsidentität unterscheiden Athenstaedt und Alfermann (2011) drei Phasen:

1. Erkenntnis, dass eine Kategorie „Geschlecht" existiert, und Wahrnehmung von Unterschieden und Gemeinsamkeiten (ab ca. sechs Monaten),
2. Selbstzuordnung zu einem Geschlecht (ab ca. 24 Monaten),
3. Erkenntnis der Geschlechtskonstanz (ab ca. sechs Jahren).

Bislang mangelt es jedoch an einer umfassenden, eventuell auch auf der Basis von Längsschnittstudien formulierten entwicklungspsychologischen Theorie zur Geschlechtsidentität.

Exkurs: Geschlechtsidentität und Recht

Das *Bundesverfassungsgericht* hat in ständiger Rechtsprechung betont, dass das allgemeine Persönlichkeitsrecht auch die geschlechtliche Identität schützt. Diese sei „ein konstituierender Aspekt der eigenen Persönlichkeit" (zit. nach BGH v. 22.04.2020 – XII ZB 383/19 – Rn. 29–30), da die Zuordnung zu einem

Geschlecht „unter den gegebenen rechtlichen Bedingungen" (ebd.) einen erheblichen Einfluss einerseits auf das Selbstverständnis einer Person, aber auch auf die Wahrnehmung einer Person durch die Gesellschaft habe. Mit der Geschlechtszugehörigkeit ergäben sich Konsequenzen für bestimmte Ansprüche und Pflichten; sie bilde oftmals die Grundlage für die Identifikation einer Person. Das Bundesverfassungsgericht erwähnt hierzu etwa den Einfluss der Geschlechtszugehörigkeit darauf, wie eine Person angesprochen wird und „welche Erwartungen an das äußere Erscheinungsbild einer Person, an deren Erziehung oder an deren Verhalten gerichtet werden" (ebd.).

Die zwingende Zuordnung eines Menschen zu einem Geschlecht sei daher ein Eingriff in das allgemeine Persönlichkeitsrecht. Es sei wissenschaftlich gesichert, dass die individuelle Geschlechtszugehörigkeit „nicht allein nach den äußerlichen Geschlechtsmerkmalen im Zeitpunkt seiner Geburt bestimmt werden kann, sondern sie wesentlich auch von seiner psychischen Konstitution und selbstempfundenen Geschlechtlichkeit abhängt" (ebd.).

Insoweit geböten es die Menschenwürde sowie das Grundrecht auf Schutz der Persönlichkeit, dass bei einem Menschen, bei dem sich ein Widerspruch hinsichtlich des eigenen Geschlechtsempfindens und der Zuordnung zu einem Geschlecht ergäbe, seinem „Selbstbestimmungsrecht ... Rechnung zu tragen und seine selbstempfundene geschlechtliche Identität rechtlich anzuerkennen" (ebd.) sei. Es solle einem Betroffenen ermöglicht werden, entsprechend dem empfundenen Geschlecht zu leben „ohne in seiner Intimsphäre durch den Widerspruch zwischen seinem dem empfundenen Geschlecht angepassten Äußeren und seiner rechtlichen Behandlung bloßgestellt zu werden" (ebd.).

Im Beschluss des *Bundesgerichtshofs* (BGH) vom 22. April 2020 (XII ZB 383/19 – Rn. 29–30) betonte der BGH, dass eine Namens- und Personenstandsänderung gemäß § 45b Personenstandsgesetz (PStG) für Transgender-Menschen nicht zulässig sei. In solchen Fällen sei das Vorgehen gemäß TSG verbindlich. Dabei könne in Fällen einer Non-Binarität das TSG analog angewandt werden.

2.4 Intersexualität

Der Begriff „Intersexualität", oder neuerdings auch „Intergeschlechtlichkeit", beschreibt eine Reihe von biologisch verursachten Phänomenen, welche sich auf eine uneindeutige Entwicklung eines biologischen Geschlechts des Individuums beziehen. Betroffen sein können:

- die primären Geschlechtsmerkmale in Bezug auf die Genitalien oder die inneren Reproduktionsorgane oder
- die Entwicklung der sekundären Geschlechtsmerkmale bei Beginn der Pubertät.

Als Ursachen kommen verschiedene Gründe infrage:

- Chromosomenanomalien,
- Fehlentwicklung der Geschlechtsmerkmale aus anderen Gründen,
- Störungen im geschlechtsbezogenen Hormonhaushalt.

Intersexualität ist deutlich von Geschlechtsinkongruenz zu unterscheiden, da ein Transgender-Mensch eine unauffällige biologische Geschlechtsentwicklung vorweist. Milton Diamond jedoch prägte den Begriff der hirnorganischen Intersexualität, um damit zu verdeutlichen, es handele sich bei der atypischen Geschlechtsidentität des Transgender-Menschen eben auch um eine spezifische Form der Intersexualität, wenn auch nicht biologisch greifbar (Diamond, 2006). Große Beachtung fand Diamond (2006) auch dadurch, dass er erstmals den Störungsbegriff für alle Varianten der Geschlechtsentwicklung ablehnte (Tamar-Mattis & Diamond, 2007) und eben durch die Bezeichnung „variations of sex development" ersetzte.

In Deutschland haben intersexuelle Menschen seit 2017 die Möglichkeit, ihren Geschlechtseintrag ihrem Wunsch entsprechend in männlich, weiblich oder divers zu ändern. Intersexualität wird in diesem Zusammenhang als *Variante der Geschlechtsentwicklung* verstanden. Transgender-Menschen steht dieser Weg spätestens seit einem Beschluss des BGH von April 2020 nicht offen. Für sie bleibt nur der Weg über das TSG.

2.5 Transvestitismus

Transvestitismus ist ein von Magnus Hirschfeld 1910 geprägter Begriff (Hirschfeld, 1910). Er beschrieb damit Menschen, die aus den unterschiedlichsten Gründen die Kleidung des anderen Geschlechts trugen – eine Definition, die bis heute gilt. In Abgrenzung zum Transgender-Menschen definiert sich der Transvestit hinsichtlich seiner Geschlechtsidentität jedoch eindeutig mit dem ihm zugewiesenen Geschlecht. Er schlüpft, vereinfacht ausgedrückt, lediglich – meist vorübergehend – in die Rolle des anderen Geschlechts. Dies kann aus einer nicht sexuellen Lust am Rollentausch, zu künstlerischen Zwecken oder aber – wie beim fetischistischen Transvestitismus – aus sexueller Befriedigung heraus geschehen.

3 Orientierungshilfen

Einige Quellen zur Orientierung für die psychotherapeutische Arbeit mit Transgender-Menschen wurden bisher bereits am Rande erwähnt. Im Folgenden sollen die wesentlichen Gesetze, Richtlinien, Leitlinien sowie die Begutachtungsanleitung (BGA) für die sozialmedizinische Begutachtung geschlechtsangleichender Maßnahmen expliziter dargestellt werden.

3.1 Gesetzliche Regelungen

3.1.1 Transsexuellengesetz (TSG)

1981 trat das „Gesetz über die Änderung der Vornamen und die Feststellung der Geschlechts-zugehörigkeit in besonderen Fällen" (Transsexuellengesetz, TSG) in Kraft. Es ermöglicht im Rahmen der sogenannten freiwilligen Gerichtsbarkeit Menschen, ihren Vornamen und ihren Personenstand (Geschlechtseintrag) zu ändern.

Bis heute hat sich die deutsche Gerichtsbarkeit auch höchstrichterlich (Bundesverfassungsgericht, BGH) mehrfach mit Fragen zur Geschlechtsidentität befasst. Einige der Entscheidungen haben zu Revisionen des TSG geführt. Auf diesen historischen Entwicklungsprozess wird hier nicht weiter eingegangen.[5] Es soll reichen, hier die gültigen Gesetzesnormen darzustellen.

Die relevanten Voraussetzungen für die Änderung des Vornamens und des Personenstandes bei Transgender-Menschen sind im folgenden Kasten dargestellt. Hervorzuheben ist hier neben einer bereits länger andauernden empfundenen Zugehörigkeit zum anderen Geschlecht von mindestens drei Jahren, dass diese durch zwei unabhängig voneinander tätige Sachverständige beurteilt werden muss. Die Zuständigkeit der Gerichte ist ebenfalls im TSG geregelt. Zuständig sein können je nach Bundesland ein spezielles oder verschiedene Amtsgerichte; relevant ist

5 Interessierte Leserinnen seien auf die Ausgabe *Geschlechtsidentität* der Beilage *Aus Politik und Zeitgeschichte* (APuZ) verwiesen (Bundeszentrale für politische Bildung, 2012).

der Wohnsitz des Betroffenen. Der Antrag beim Gericht auf Namens- und Personenstandsänderung kann formlos gestellt werden.

Regelungen des Transsexuellengesetzes (relevante Paragrafen)

§ 1 Voraussetzungen [Vornamensänderung]

(1) Die Vornamen einer Person sind auf ihren Antrag vom Gericht zu ändern, wenn

1. sie sich auf Grund ihrer transsexuellen Prägung nicht mehr dem in ihrem Geburtseintrag angegebenen Geschlecht, sondern dem anderen Geschlecht als zugehörig empfindet und seit mindestens drei Jahren unter dem Zwang steht, ihren Vorstellungen entsprechend zu leben,

2. mit hoher Wahrscheinlichkeit anzunehmen ist, dass sich ihr Zugehörigkeitsempfinden zum anderen Geschlecht nicht mehr ändern wird

...

§ 4 Gerichtliches Verfahren

...

(2) Das Gericht hört den Antragsteller persönlich an.

(3) Das Gericht darf einem Antrag nach § 1 nur stattgeben, nachdem es die Gutachten von zwei Sachverständigen eingeholt hat, die auf Grund ihrer Ausbildung und ihrer beruflichen Erfahrung mit den besonderen Problemen des Transsexualismus ausreichend vertraut sind. Die Sachverständigen müssen unabhängig voneinander tätig werden; in ihren Gutachten haben sie auch dazu Stellung zu nehmen, ob sich nach den Erkenntnissen der medizinischen Wissenschaft das Zugehörigkeitsempfinden des Antragstellers mit hoher Wahrscheinlichkeit nicht mehr ändern wird.

§ 8 Voraussetzungen [Geschlechtszugehörigkeit, Personenstand]

(1) Auf Antrag einer Person, die sich auf Grund ihrer transsexuellen Prägung nicht mehr dem in ihrem Geburtseintrag angegebenen, sondern dem anderen Geschlecht als zugehörig empfindet und die seit mindestens drei Jahren unter dem Zwang steht, ihren Vorstellungen entsprechend zu leben, ist vom Gericht festzustellen, dass sie als dem anderen Geschlecht zugehörig anzusehen ist, ...

...

Wie sehr ein nunmehr 40-jähriges, anfangs vielleicht durchaus fortschrittliches Gesetz mittlerweile veraltet und reformbedürftig ist, zeigt nicht zuletzt die Tatsache, wie oft in den vergangenen Jahrzehnten das Bundesverfassungsgericht einzelne Regelungen des Gesetzes für nichtig erklärt hat (vgl. Bundeszentrale für politische Bildung, 2012). Tatsächlich hatte sich bereits die vorherige Regierungskoalition vorgenommen, das TSG zu reformieren, leider bisher ohne Erfolg (Stand bei Drucklegung). Zuletzt haben die Bundesministerien für Justiz und des Inneren im Februar 2021 ihren Reformentwurf der Öffentlichkeit zugänglich gemacht (Bundesministerium der Justiz und für Verbraucherschutz [BMJV] & Bundesministerium des Innern, für Bau und Heimat [BMI], 2019).[6] Sollte dieser Entwurf Gesetzeskraft erlangen, wäre aus meiner Sicht ein zumindest für alle Beteiligten akzeptabler Kompromiss erreicht. Fazit wäre, dass das TSG aufgehoben und die Regelungen zur Änderung von Vornamen und Personenstand einheitlich im Bürgerlichen Gesetzbuch (BGB) geregelt werden würden. Einzig müssten Transgender-Menschen dann zukünftig nur über eine – immerhin kostenfreie – Beratung in einer, noch anzuerkennenden, Beratungsstelle (gemäß eines neuen „Geschlechtsidentitätsberatungsgesetzes") belegen, dass sie bestimmte Voraussetzungen erfüllen (vgl. folgender Kasten).

Referentenentwurf zum Gesetz über die Beratung zur Geschlechtsidentität – (Geschlechtsidentitätsberatungsgesetz – GIBG; BMJV & BMI, 2019) – entscheidender Paragraf 4

§ 4 – Beratungsbescheinigung

Die ... qualifizierte beratende Person hat nach Abschluss der Beratung auf Anforderung eine mit ihrem Namen und Datum der Ausstellung versehene Bescheinigung über die Beratung auszustellen. Sie hat sich in der Bescheinigung darüber zu erklären, *ob sich die betroffene Person ernsthaft und dauerhaft einem anderen oder keinem Geschlecht als zugehörig empfindet und mit hoher Wahrscheinlichkeit anzunehmen ist, dass sich ihr Zugehörigkeitsempfinden zu dem anderen oder keinem Geschlecht nicht mehr ändern wird.* Die Bescheinigung ist zu begründen. (Hervorhebung durch den Autor)

3.1.2 Personenstandsgesetz (PStG)

Das Personenstandsgesetz (PStG) existiert seit 2007 und regelt u. a. auch den Geschlechtseintrag in amtlichen Dokumenten. Im Juni 2020 wurde es zuletzt geändert, um der Aufforderung des Bundesverfassungsgerichts gerecht zu werden, wonach Personen mit Varianten der Geschlechtsentwicklung ein alternativer Geschlechtseintrag („divers") ermöglicht wird (vgl. folgender Kasten).

6 Stand bei Drucklegung dieses Bandes.

Anfänglich haben auch Transgender- und non-binäre Menschen versucht, über diesen einfacheren Weg (es reicht ein Attest eines Arztes aus) ihren Vornamen und ihren Geschlechtseintrag zu ändern. Zuletzt hat jedoch der BGH mit einem Beschluss vom 22. April 2020 (XII ZB 383/19 - Rn. 29-30) ausdrücklich bestätigt, dass für diese Personengruppe der Weg über die Regelungen des TSG gelte (vgl. Kasten im Abschnitt 2.3.3), also zunächst über ein gerichtliches Verfahren. Dabei wurde auch erstmals betont, dass die Formulierungen des TSG, welche eine Änderung des Geschlechts nur von männlich zu weiblich oder eben von weiblich zu männlich vorsehen, auch *analog* im Sinne einer Änderung zu divers zu verstehen seien.

Zuständig für die formale Namens- und Personenstandsänderung ist das Standesamt des Wohnsitzes des Betroffenen. Der Antrag muss dort formlos gestellt werden. Die wesentlichen Voraussetzungen sind im folgenden Kasten dargestellt.

Regelungen des Personenstandsgesetzes (PStG; relevante Paragrafen)

§ 22 Fehlende Angaben

...

(3) Kann das Kind weder dem weiblichen noch dem männlichen Geschlecht zugeordnet werden, so kann der Personenstandsfall auch ohne eine solche Angabe oder mit der Angabe „divers" in das Geburtenregister eingetragen werden.

...

§ 45b Erklärung zur Geschlechtsangabe und Vornamensführung bei Personen mit Varianten der Geschlechtsentwicklung

(1) Personen mit Varianten der Geschlechtsentwicklung können gegenüber dem Standesamt erklären, dass die Angabe zu ihrem Geschlecht in einem deutschen Personenstandseintrag durch eine andere in § 22 Absatz 3 vorgesehene Bezeichnung ersetzt oder gestrichen werden soll. ...

Mit der Erklärung können auch neue Vornamen bestimmt werden. Die Erklärungen müssen öffentlich beglaubigt werden; sie können auch von den Standesbeamten beglaubigt oder beurkundet werden.

...

(3) Durch Vorlage einer ärztlichen Bescheinigung ist nachzuweisen, dass eine Variante der Geschlechtsentwicklung vorliegt. Dies gilt nicht für Personen, die über keine ärztliche Bescheinigung einer erfolgten medizinischen Behandlung verfügen und bei denen das Vorliegen der Variante der Geschlechtsentwick-

lung wegen der Behandlung nicht mehr oder nur durch eine unzumutbare Untersuchung nachgewiesen werden kann, sofern sie dies an Eides statt versichern.

...

3.2 Standards of Care (SOC-V7)

Die *Standards of Care for the Health of Transsexual, Transgender, and Gender-Nonconforming People (7th version; SOC-V7)* des Weltverbandes für Transgender-Gesundheit (WPATH) liegen seit 2012 auch in einer deutschen Fassung als *Versorgungsempfehlungen für die Gesundheit von transsexuellen, transgender und geschlechtsnichtkonformen Personen* vor. Eine kommentierte Herausgabe wird von Richter-Appelt und Nieder (2014) vorgelegt. Ziel dieser Empfehlungen ist eine verlässliche Gesundheitsversorgung von Transgender- und geschlechtsnichtkonformen[7] Menschen, die durch eine individuelle und flexible Behandlung den Leidensdruck reduziert. Die SOC-V7 formulieren dazu grundsätzliche Prinzipien, die für alle Beteiligten verbindlich sein sollten.

Prinzipien für die Behandlung von Transgender- und geschlechtsnichtkonformen Menschen (nach WPATH, 2012)

- Patientinnen und Patienten mit geschlechtsnichtkonformen Identitäten respektvoll begegnen (keine Pathologisierung von Unterschieden im Geschlechtsidentitätserleben bzw. im Ausdruck der Geschlechtlichkeit)
- Behandlungsmöglichkeiten gewähren (oder an sachverständige Kolleginnen und Kollegen verweisen), um die Geschlechtsidentität der Patientinnen abzuklären und die psychische Belastung im Rahmen der Geschlechtsdysphorie, falls vorhanden, zu reduzieren
- Sachverständnis erlangen in Bezug auf die gesundheitsbezogenen Versorgungsbedürfnisse von transsexuellen, Transgender- und geschlechtsnichtkonformen Menschen, einschließlich der Vorteile und Risiken von Behandlungsoptionen für Geschlechtsdysphorie
- die Behandlungsmethode sollte auf die spezifischen Bedürfnisse der Patienten abgestimmt werden, insbesondere auf die Zielvorstellung zum Ausdruck ihrer Geschlechtlichkeit und das Bedürfnis, die Geschlechtsdysphorie zu reduzieren

7 Geschlechtsnichtkonforme Menschen sind solche, die nicht der weiblichen oder männlichen Geschlechtsnorm entsprechen und somit eine Variante der Geschlechtsidentität aufweisen.

- Zugang zu einer angemessenen gesundheitsbezogenen Versorgung vereinfachen
- Einverständniserklärung der Patientinnen vor Behandlungsbeginn einholen
- kontinuierliche Betreuung anbieten
- Bereitschaft dafür zeigen, die Patienten innerhalb ihrer Familien und ihres sozialen Umfelds (Schule, Arbeitsplatz und andere Einrichtungen) zu unterstützen und sich für sie einzusetzen

Darüber hinaus werden Empfehlungen zu Behandlungsschritten im Transitionsprozess gegeben, die jedoch stets individuell angepasst werden sollten. In Deutschland sind die SOC-V7 im Wesentlichen in der AWMF-S3-Leitlinie aufgegangen.

3.3 S3-Leitlinie

Im Zuge der Entwicklungen hinsichtlich der Diagnostik und der Behandlungsempfehlungen von Transgender-Menschen in den letzten Jahren hat die Arbeitsgemeinschaft wissenschaftlich-medizinischer Forschung (AWMF) unter Federführung der Deutschen Gesellschaft für Sexualforschung (DGfS) 2018 die *S3-Leitlinie zur Diagnostik, Beratung und Behandlung – Geschlechtsinkongruenz, Geschlechtsdysphorie und Trans-Gesundheit* vorgelegt (derzeitige Version: DGfS, 2019). Damit löst die S3-Leitlinie die *Standards der Behandlung und Begutachtung von Transsexuellen* der DGfS von 1997 ab. Erarbeitet wurde die Leitlinie von Fachgesellschaften, Berufs- und Interessenverbänden. Sie konzentriert sich dabei auf Diagnostik, Behandlungsempfehlungen und psychosoziale Themen.[8]

Die S3-Leitlinie orientiert sich an den diagnostischen Vorgaben der 11. Version der *Internationalen Klassifikation der Krankheiten* der WHO (ICD-11; vgl. WHO, 2018). Der dort verankerte Vorschlag zur diagnostischen Einordnung von Transgender-Menschen verfolgt das Ziel, einer Stigmatisierung von Transgender-Menschen entgegenzuwirken und die bisherige Psychopathologisierung von Transgender-Menschen zu überwinden (Drescher, Cohen-Kettenis & Winter, 2012). Die Leitlinie ist evidenz- und konsensbasiert und versucht, dem Spannungsfeld zwischen dem Recht auf Selbstbestimmung und der Befürchtung von Behandlenden vor einer Fehlentscheidung gerecht zu werden (Hamm & Sauer, 2014; Nieder & Richter-Appelt, 2011).

8 Die vorliegende Leitlinie bezieht sich auf die Behandlung erwachsener Transgender-Menschen. Für die Behandlung von Kindern und Jugendlichen ist eine eigene Leitlinie in Arbeit (S3-Leitlinie *Geschlechtsdysphorie im Kindes- und Jugendalter, Diagnostik und Behandlung*). Für eine S1-Leitlinie vgl. Meyenburg und Richter-Unruh (2012).

Für Betroffene liegt ein vom Bundesverband Trans* (2019) herausgegebener Leitfaden, der die Inhalte der S3-Leitlinie zusammenfasst, mit zahlreichen Tipps und Informationen vor. Die Empfehlungen der S3-Leitlinie bilden die Grundlage für das in Kapitel 6 erläuterte Vorgehen im Rahmen der psychotherapeutischen Begleitung.

3.4 Begutachtungsanleitung (BGA)

Die *Begutachtungsanleitung und Richtlinie des GKV-Spitzenverbandes nach § 282 SGB V: Geschlechtsangleichende Maßnahmen bei Transsexualismus (ICD-10, F64.0)* (BGA) wird herausgegeben vom Medizinischen Dienst des Spitzenverbandes Bund der Krankenkassen e. V. (MDS) und liegt seit August 2020 in einer aktualisierten Fassung vor (MDS, 2020). Die BGA stellt neben der S3-Leitlinie die zentrale Grundlage der psychotherapeutischen Begleitung von Transgender-Menschen dar, bezieht sie sich doch auf die Voraussetzungen, unter denen eine Kostenübernahme für geschlechtsangleichende Maßnahmen durch die Krankenkassen gewährt werden kann. Dabei gilt es zu beachten, dass die BGA sich, anders als die S3-Leitlinie, nicht am aktuellen Forschungsstand oder an wissenschaftlichen Erkenntnissen zu einer behandlungsbedürftigen Erkrankung orientiert, sondern an den Vorgaben des Sozialgesetzbuches (SGB V), welches die Krankenversorgung im Rahmen der gesetzlichen Krankenversicherung in Deutschland regelt. Die Vorgaben der BGA, des SGB V und die aktuelle Rechtsprechung des Bundessozialgerichts sind somit für die Kostenträger verbindlich. Hierzu hat das Bundessozialgericht 2009 festgestellt:

> Grundsätzlich bestimmen nämlich nicht Leitlinien der medizinischen Fachgesellschaften den Umfang der Leistungsansprüche der Versicherten der GKV. Das Leistungsrecht ist vielmehr insbesondere von den Vorgaben des § 2 Abs. 1 Satz 1 und 3, § 12 SGB V geprägt, wonach Qualität und Wirksamkeit der Leistungen dem allgemein anerkannten Stand der medizinischen Erkenntnisse und dem Wirtschaftlichkeitsgebot entsprechen müssen. (B1 KR 5/09 R)

Das Bundessozialgericht hat mit seiner laufenden Rechtsprechung den Krankheitsbegriff und damit verbundene Leistungspflichten der Kostenträger näher definiert und sich im Zusammenhang mit zu erbringenden Leistungen bei Transgender-Menschen auf den Begriff des „krankheitswertigen Leidensdruckes“ fokussiert. Da es sich bei der Diagnose „Transsexualismus“ gemäß ICD-10 (vgl. Kapitel 5) um eine psychische Erkrankung handele und mit geschlechtsangleichenden Behandlungsmaßnahmen – teilweise irreversibel – in einen dem Grunde nach biologisch gesunden Körper eingegriffen werde, müssten zuerst „psychiatrische und psychotherapeutische Mittel“ ausgeschöpft sein, um das „Spannungsverhältnis“ zu lindern. Dem habe sich die BGA in ihren Empfehlungen anzuschließen. Die

BGA gibt schließlich, auf der Grundlage eigener Analysen und Recherchen – teilweise auch abweichend von der S3-Leitlinie –, formale und auch zeitliche Kriterien für die einzelnen Behandlungsschritte im Transitionsprozess vor. Der Kasten stellt zunächst die formalen Kriterien dar.

Maßgebliche Kriterien für geschlechtsangleichende Maßnahmen bei Transsexualismus gemäß der BGA (nach MDS, 2020)

- valide Diagnosestellung eines Transsexualismus gemäß ICD-10
- krankheitswertiger Leidensdruck bei Transsexualismus
- der Leidensdruck konnte nicht ausreichend gelindert werden

Kritisiert wird die BGA immer wieder vor allem wegen zwei Punkten. Einerseits versucht sie – wenn auch mit dem Hinweis, dass ein begründetes Abweichen möglich sei – grundsätzliche Zeitvorgaben für einzelne Behandlungsschritte zu machen (vgl. Kasten zu den Empfehlungen der BGA). Andererseits hält sie weiter an der Notwendigkeit einer begleiteten Alltagserfahrung[9] („Alltagstest") fest. Dabei verkennt die BGA jedoch, dass sehr viele Transgender-Menschen zum Zeitpunkt des Beginns der psychotherapeutischen Begleitung viele der genannten Schritte bereits bewältigt haben und gerade die Verweigerung weiterer Behandlungsmaßnahmen, wie eine Hormontherapie oder Laserepilation, den Leidensdruck der Betroffenen noch vergrößern. Auch verhindern die Vorgaben der BGA weitgehend einen Wechsel in der Abfolge der einzelnen Behandlungsschritte und verunmöglichen fast gänzlich, bestimmte, auf das Passing bezogene Korrekturen schon vor einem eigentlichen Outing als transgender vorzunehmen.

Obgleich die BGA grundsätzlich ein Abweichen von den zeitlichen Vorgaben vorsieht, halten sich erfahrungsgemäß die meisten Kostenträger sowie die in solchen Fällen hinzugezogen Medizinischen Dienste (MDK) rigide an die Empfehlungen der BGA und lehnen entsprechende Begehren der Versicherten regelmäßig ab. In der Praxis wird den Betroffenen und Behandelnden daher meist nichts anderes übrigbleiben, als die Zeitkriterien weitgehend einzuhalten. Einzig bei der Einleitung der gegengeschlechtlichen Hormonbehandlung sowie der damit verbundenen Dauer der vorgeschalteten Diagnostikphase scheinen Abweichungen von den zeitlichen Vorgaben bisher möglich zu sein. Dies ist möglicherweise auch darin begründet, dass in diesen Fällen quasi nie ein MDK eingeschaltet wird. Die folgende Übersicht stellt die Empfehlungen der BGA hinsichtlich des Vorgehens im therapeutischen Prozess zusammenfassend dar.

9 Im Kontext von transgender sind unter „Alltagserfahrungen" konkrete tägliche Erlebnisse bzw. Erfahrungen in der angestrebten Geschlechtsrolle, die alle Lebensbereiche (Freunde, Familie, Arbeit etc.) umfassen, gemeint (vgl. hierzu auch Abschnitt 6.7).

Empfehlungen der BGA zum psychiatrischen/psychotherapeutischen Vorgehen mit dem Ziel, geschlechtsangleichende Maßnahmen bei Transgender-Personen einzuleiten (nach MDS, 2020)
Umfassende Diagnostikphase und Behandlung des krankheitswertigen Leidensdruckes (über einen Zeitraum von mindestens 6 Monaten)
• Nachvollziehbare Diagnosestellung durch: – Anamneseerhebung mit Erfassung der psychosexuellen Entwicklung, Sozialanamnese, biografischen und medizinischen Anamnese, ggfs. fremdanamnestische Angaben – Erhebung des psychischen Befundes – ggf. fachärztliche psychiatrische oder psychosomatische Untersuchung – körperliche Untersuchung mit Erhebung des urologischen bzw. gynäkologischen endokrinologischen Befundes – ggf. weitere somatische Ausschlussdiagnostik (z. B. Karyogramm) • Differenzialdiagnostik und Feststellung von komorbiden psychischen Erkrankungen: – psychische Störungen (z. B. psychotische Störungen, dissoziative Störungen, Borderline-Persönlichkeitsstörung, Autismus-Spektrum-Störung, körperdysmorphe Störung, organisch bedingte psychische Störung) – teilweise oder vorübergehende Störung der Geschlechtsidentität (z. B. Adoleszenzkrisen) – Probleme mit den gängigen Rollenerwartungen der Gesellschaft ohne dauerhafte Geschlechtsidentitätsstörung – Geschlechtsidentitätsprobleme, die in der Ablehnung einer homosexuellen Orientierung begründet sind – Transvestitismus (F64.1, F65.1) • Komorbide psychische Erkrankungen sollten ausgeschlossen oder ausreichend behandelt sein, bevor geschlechtsangleichende Maßnahmen geplant werden; aus dem Befund- und Verlaufsbericht sollte entsprechend hervorgehen: – ob komorbide Störungen vorliegen und falls ja, welche – welche Behandlungsmaßnahmen in Bezug auf die komorbiden Störungen durchgeführt wurden und mit welchem Therapieergebnis • Behandlung des krankheitswertigen Leidensdruckes mit „psychiatrischen und psychotherapeutischen Mitteln" • „psychotherapeutisch begleitete Alltagserfahrungen"
Indikationsstellung für Epilationsbehandlung, Hormonbehandlung (nach 6 Monaten)
• muss im jeweiligen Einzelfall von den Behandelnden begründet werden

Indikationsstellung für genitalangleichende Operationen und Mastektomie (nach 12 Monaten)

- Begründung durch den Behandelnden (o.g. Kriterien müssen erfüllt sein: Diagnose Transsexualismus, krankheitswertiger Leidensdruck, welcher zudem nicht ausreichend gelindert werden konnte)
- „psychotherapeutisch reflektierte Alltagserfahrungen" müssen vorliegen
- Informiertheit der Betroffenen hinsichtlich der mit der sozialen und medizinischen Transition einhergehenden Maßnahmen, um das Risiko für Bedauern („regrets") und Retransitionen zu minimieren; Abweichungen davon müssen von den Behandelnden begründet werden

4 Ätiologie, Prävalenz und Komorbiditäten

Es existiert keine allgemein akzeptierte Theorie zur Frage der Entstehung einer Variante der Geschlechtsidentität. Die Expertinnen sind sich darin einig, dass nur ein betroffener Mensch selbst das Vorhandensein einer solchen Diskrepanz zwischen Geschlechtsidentität und Zuweisungsgeschlecht beschreiben kann. Die Erfahrung zeigt, dass in nahezu allen Fällen bereits in der frühen Kindheit erste Anzeichen eruierbar sind. In diesem Kapitel soll dennoch versucht werden, einen Überblick über theoretische Ansätze zur Ätiologie zu vermitteln. Darüber hinaus werden Prävalenzraten für transgender und Non-Binarität berichtet und es werden komorbide[10] Erkrankungen thematisiert.

4.1 Ätiologie

Vor 25 Jahren sorgte eine von Gooren[11] und Kollegen (Zhou, Hofman, Gooren & Swaab, 1995) publizierte Studie für Aufsehen. Die Forschenden untersuchten die Gehirne von sechs Transfrauen und stellten fest, dass bestimmte Areale den typischen Hirnstrukturen von Frauen glichen. Eine Schlussfolgerung, die sich als Hypothese bis heute hält, war, dass Geschlechtshormone für die hirnphysiologische Prägung und eben auch für die Entstehung der Geschlechtsinkongruenz verantwortlich sind. Ein Übermaß an beispielsweise Estrogenen im Kreislauf des ungeborenen Kindes sorge dann dafür, dass sich der anatomische Junge später als Mädchen identifiziere. Die „Hormonthese" ist jedoch umstritten und bisher nur durch sehr wenige Studien mit sehr geringen Stichprobengrößen bestätigt worden. Zudem haben neuere Untersuchungen gezeigt, dass sich das Gehirn bereits geschlechtsspezifisch differenziert, bevor überhaupt Geschlechtshormone freigesetzt werden.

Vieles deutet darauf hin, dass es genetische Ursachen für eine Transgender-Entwicklung gibt. So identifizierten Delot und Kollegen (2017) 51 Gene, die für die

10 Günther et al. (2019) stellen in ihrer Konsequenz der Entpathologisierung letztlich auch den Begriff der Komorbidität im Zusammenhang mit transgender und non-binär in Frage. Rauchfleisch (2016) betont zumindest, dass längst nicht mehr jeder Betroffene eine psychiatrische Diagnose erhält.

11 Louis Gooren war der erste Inhaber eines speziellen Lehrstuhls für „Transsexuologie" an der Freien Universität Amsterdam.

geschlechtsspezifische Entwicklung des Gehirns verantwortlich sein sollen, und vermuten, dass einige davon bei Transgender-Menschen verändert sind. Eine genetische oder zumindest schon vorgeburtliche basal hirnphysiologische Kausalität der Geschlechtsidentität und damit auch der Geschlechtsinkongruenz gilt heute weitgehend als unstrittig. Hinweise auf mögliche genetische Ursachen liefern beispielsweise Zwillingsstudien. Diamond (2007) bezeichnete die „Transsexualität" als eine hirnphysiologische Intersexualität, und es scheint klar, dass es sich bei der Geschlechtsidentität um ein cerebrales inneres Konzept handelt, welches als unveränderlich betrachtet werden kann.

Psychosoziale Theorien zur Entstehung des Trans-Seins verweisen auf korrelative Zusammenhänge, haben sich aber in größeren Studien letztlich nicht bestätigen können. Lange Zeit war die ätiologische Forschung psychodynamisch dominiert und Experten wie etwa Pfäfflin (1994, 1996) sprachen von der „transsexuellen Abwehr" oder, wie Sigusch (1995a), von Psychotraumata als Ursache für „Transsexualität". Hintergrund sei, dass sich die Betroffenen mit ihrem Zuweisungsgeschlecht deswegen nicht identifizieren könnten oder unbewusst nicht wollten, weil es mit traumatischen Erlebnissen in Verbindung stand. Andere Autoren vermuteten, dass ein übertriebener Wunsch der Eltern oder eines Elternteils, ein Kind eines bestimmten Geschlechts zu haben, den Betroffenen dazu bewegt haben könnte, sich schließlich dem Wunsch der Eltern anzupassen. Zumindest gegen die letzte Theorie spricht meine langjährige praktische Erfahrung, dass es in sehr vielen Fällen gerade umgekehrt ist (vgl. zum Überblick über ätiologische Theorien etwa Rauchfleisch, 2016, oder Preuss, 2019).

Klar ist: Das Trans-Sein zeigt sich bereits sehr früh. Untersuchungen haben gezeigt, dass bereits Säuglinge und Kleinkinder typische Reaktionen des späteren Identitätsgeschlechts gezeigt haben, und nahezu alle Transgender-Menschen berichten, dass sie bereits als Kleinkind, spätestens mit der Einschulung, eine klare Geschlechtsinkongruenz erlebt haben.

Natürlich existieren Ausnahmen. Tatsächlich zeigt sich in Verlaufsstudien ein sehr hoher Prozentsatz einer nicht persistierenden Geschlechtsdysphorie bei Kindern. Zentral ist hierbei jedoch, dass in diese Stichproben (sogar hauptsächlich) Kinder einbezogen wurden, welche sich geschlechtsatypisch verhalten hatten und – oftmals ausschließlich – aus diesem Grund von ihren Eltern vorgestellt wurden. Die Prognose einer späteren Geschlechtsinkongruenz, allein aufgrund einer Geschlechtsidentitätsproblematik im Kindesalter, bleibt jedoch schwierig, wenn Studien zeigen, dass nur in 5 bis maximal 20 % der Fälle eine spätere Transidentität besteht (Bosinski, 2013; Steensma et al., 2013). Für den Kinder- und Jugendlichenbereich sind daher durchaus längere psychotherapeutische Begleitungen hilfreich, um die endgültige Diagnose abzusichern. Mit Eintritt in die Pubertät, etwa um das elfte Lebensjahr, scheint sich die Persistenz einer transidenten Entwicklung dann zu manifestieren (Bosinski, 2013; Steensma et al., 2013).

Existieren Verwirrungen oder Unsicherheiten bezüglich des Geschlechts, können Kinder bezüglich ihrer Geschlechtsidentität und Geschlechtsrolle unsicher werden. Welche Rolle Umweltfaktoren hierbei spielen, wird kontrovers diskutiert. Auf das Geschlecht bezogene, von den Eltern geschilderte Auffälligkeiten sollten in jedem Fall genauer untersucht werden. Sie können aus Sicht der Psychotherapeutin oder des Psychotherapeuten normal sein oder aber einfach auf eine Reifungskrise oder eventuell auf einen Konflikt des Kindes mit seiner sexuellen Orientierung hindeuten.

4.2 Prävalenz

Inzwischen liegt eine Reihe sowohl nationaler als auch internationaler Studien zur Prävalenz der Geschlechtsinkongruenz vor. Die ermittelten Prävalenzraten schwanken dabei jedoch, je nach methodischer Herangehensweise, deutlich.

In repräsentativen Befragungen aus den Niederlanden und Belgien äußerten bis zu 5 % der Befragten, dass sie sich ihrem zugewiesenen Geschlecht gar nicht bzw. nicht vollständig zugehörig empfinden (Bakker et al., 1993; Kuyper & Wijsen, 2014; De Cuypere et al., 2007). Diese Prävalenzzahlen differenzieren jedoch nicht weiter nach einem Transgender- oder non-binären Erleben und erfassen auch Personen, die nicht zwangsläufig Leistungen des Gesundheitssystem zur Transition in Anspruch nehmen.

In Deutschland gaben in der bereits erwähnten und ebenfalls repräsentativen „Vermächtnisstudie" im Auftrag der ZEIT 3.3 % der Befragten eine Geschlechtsinkongruenz an (vgl. Witte, 2017). In klinischen Studien, also unter der Berücksichtigung der Inanspruchnahme von medizinisch-therapeutischen Leistungen, ergeben sich regelmäßig deutlich niedrigere Prävalenzzahlen von 0.0015 bis 0.6 %. Internationale Metaanalysen sprechen hinsichtlich der Vergabe der Diagnose „Transsexualismus" gemäß ICD-10 von 4.6 bis 6.8 Personen pro 100 000 Einwohnern, also ebenfalls maximal ca. 0.7 % (vgl. hierzu Arcelus, Bouman, Van Den Noortgate, Claes, Witcomb & Fernandez-Aranda, 2015).

Die Studienlage zur Prävalenz bei Kindern und vor allem bei jüngeren, vorpubertären Jugendlichen ist sehr uneinheitlich. Einerseits bestätigen sich die entsprechenden Prävalenzzahlen auch für den Kinder- und Jugendbereich. Andererseits wird in den entsprechenden Untersuchungen bei Kindern vor allem auf ein „geschlechtsatypisches Verhalten" abgezielt und die Stichproben umfassen Kinder, welche von ihren Eltern mit der Bitte um Unterstützung vorgestellt wurden (vgl. Bosinski, 2013). Verlaufsuntersuchungen zeigen dann, dass nur ca. 20 % der zur diagnostischen Abklärung vorgestellten Kinder im weiteren Verlauf eine stabile Geschlechtsinkongruenz entwickelten (vgl. Ristori & Steensma, 2016). Grundsätzlich scheinen mehr biologische Jungen als Mädchen überhaupt bereits im Kindesalter vorgestellt zu werden, was auch darauf zurückgeführt wird, dass geschlechtsrollen-atypisches Verhalten bei Mädchen eventuell akzeptierter ist und es daher bei diesen nicht zu einer Vorstellung kommt. Prädiktiv für die Persistenz einer Geschlechtsinkongruenz im Erwachsenenalter scheinen der Zeitpunkt des Beginns und die Intensität der erlebten Geschlechtsinkongruenz der Kinder zu sein. Retrospektiv scheint jedoch klar, dass nahezu alle erwachsenen Transmenschen auf einen bereits frühen Beginn der erlebten Geschlechtsinkongruenz verweisen (vgl. Köhler et al., 2019).

Merke

Nahezu alle erwachsenen Transgender-Menschen berichten eine bereits kindliche Geschlechtsdysphorie, aber nicht alle Kinder mit einer Geschlechtsdysphorie persistieren in eine Geschlechtsinkongruenz im Erwachsenenalter.

Eine andere Herangehensweise stellt in Deutschland die Auswertung der statistischen Daten zu den Verfahren zur Namens- und Personenstandsänderung gemäß TSG dar. Hierbei ergaben sich bei einer Auswertung der Fälle zwischen 1996 und 2000 Prävalenzen von 4.26 pro 100 000 Einwohner sowie ein Geschlechterverhältnis von 1.76 Mann-zu-Frau-Transgender zu 1 Frau-zu-Mann-Transgender.

Besonders auffallend ist, dass sich eine zunehmend große Zahl von teilweise bis zu 50 % der Menschen mit einer Geschlechtsinkongruenz als non-binär definiert und auch diese Zahl in den letzten Jahren deutlich angestiegen ist.

Allen Erhebungen gemein ist, dass es offensichtlich eine leichte Verschiebung der Häufigkeiten hinsichtlich des Zuweisungsgeschlechts gibt, wobei biologische Männer etwas häufiger eine Geschlechtsinkongruenz erleben als biologische Frauen. Das Verhältnis liegt hier bei ungefähr 2:1 bis 3:1, wobei sich die Verteilung aktuell mehr und mehr anzugleichen scheint. Schließlich ist festzustellen, dass die Prävalenzzahlen aller Erhebungen in den letzten Jahren deutlich angestiegen sind (vgl. hierzu die Überblicksarbeit von Turner, Briken & Nieder, 2020). Zurückzuführen ist dies wohl vor allem auf eine Zunahme der gesellschaftlichen Akzeptanz und einer differenzierteren Betrachtung der Geschlechtsidentität im Allgemeinen.

Merke

Bis zu 3.3 % der Menschen in Deutschland erleben eine Geschlechtsinkongruenz. Viele von ihnen haben jedoch (bisher) keine medizinische oder psychotherapeutische Hilfe in Anspruch genommen. Zudem wird eine hohe „Dunkelziffer" vermutet und eine weitere Zunahme der Prävalenzraten – angesichts einer zunehmenden Veränderung gesellschaftlicher Normenvorstellungen – prognostiziert. Einige Studien sprechen von einer Zunahme von bis zu 14 % pro Jahr (vgl. die oben genannten Quellen).

Auch Betroffenenverbände äußern sich zu Prävalenzzahlen. Hierzu veröffentlicht beispielsweise die Deutsche Gesellschaft für Transidentität und Intersexualität (dgti) auf ihrer Internetseite (www.dgti.org): „Das ist also eine Jahresinzidenz von 0.66:100 000 oder eine Gesamtprävalenz von 38:100 000 bzw. 1:2600. Das ergäbe auf die Bevölkerungszahl von etwa 82 Millionen umgerechnet 31 000 ‚transsexuelle' Menschen in Deutschland." Oder: „Die Angaben zur Häufigkeit liegen zwischen 1:10 000–1:30 000 für Mann-zu-Frau-Transsexuelle (Transfrauen) und zwischen 1:15 000–1:100 000 für Frau-zu-Mann-Transsexuelle (Transmänner)." Sowie schließlich in einem Informationsflyer: „Die tatsächliche Zahl transidenter Menschen ist deshalb wesentlich höher als 0.26 % bzw. 200 000. Das Verhältnis von Männern und Frauen hat sich in den Jahren seit 2011 auf 1:1 angeglichen. Die Gesamtzahl in der Bevölkerung liegt bei ca. 0.6 %."

4.3 Komorbiditäten und Passing

Viele Transgender-Betroffene leiden unter psychischen Erkrankungen. Nach dem aktuellen Stand der Forschung sowie Erfahrungen aus der Praxis handelt es sich dabei jedoch sehr oft um reaktive Störungen.

Merke

Bis zu 80 %[12] der Betroffenen schildern Selbstwertprobleme, Ängste, Depressionen oder andere psychische Symptome. Langzeitstudien zeigen jedoch, dass das psychische Wohlbefinden der Transgender-Menschen im Verlauf des Transitionsprozesses deutlich zunimmt und gegen Ende sogar über dem einer Kontrollgruppe liegen kann (De Vries, McGuire, Steensma, Wagenaar, Doreleijers & Cohen-Kettenis, 2014).

Die meisten Betroffenen schildern depressive Phasen, weil sie unter ihrem „Falsch-Sein" leiden, den Körper bzw. vor allem die typisch gegengeschlechtliche Entwicklung ablehnen und sich selbst nicht mehr betrachten können. Ebenso häufig treten Angsterkrankungen auf, weil die Betroffenen sich als von ihrem Umfeld abgelehnt erleben oder sich gar nicht mehr unter Menschen trauen. Viele Betroffene leiden dann vor allem unter einem sogenannten „schlechten Passing" (vgl. Kasten). Im Zuge dessen kann es auch zu Zwangsstörungen kommen, beispielsweise in Form einer sich wiederholenden Kontrolle der äußeren Erscheinung. Vor allem der Beginn der Pubertät stellt für die Betroffenen eine kritische Phase ihrer Entwicklung dar, weil sie sich mit Beginn der geschlechtlichen Körperentwicklung mit dem biologischen Geschlecht konfrontiert sehen, während sie oftmals als Kind noch so

12 Vgl. hierzu etwa eine großangelegte Studie aus Australien: „Trans Pathways" (Strauss, Cook, Winter, Watson, Wright Toussant & Lin, 2017)

sein konnten, wie sie sich erleben. Meines Erachtens können auch posttraumatische Belastungsstörungen, Bindungs- und Persönlichkeitsstörungen in einem reaktiven Kontext betrachtet werden, wenn etwa die Schulzeit zur ständigen Tortur wird oder die Betroffenen sich schon früh von ihren Eltern als nicht akzeptiert erleben oder in das biologische Geschlecht gezwungen werden.

Passing

Der Mensch ist in seinem Denken über die Geschlechtlichkeit sowohl kulturell als meist auch persönlich zweigeschlechtlich sozialisiert.[13] In unserer alltäglichen Kommunikation mit anderen Menschen ordnen wir daher unser Gegenüber – auch unbewusst anhand unserer eigenen Geschlechtsstereotypen – einem bestimmten Geschlecht zu. Wird eine Person, die sich einem bestimmten Geschlecht zugehörig fühlt, auch von Außenstehenden in Bezug auf dieses Geschlecht als zugehörig eingeschätzt und akzeptiert, besteht ein sogenanntes „Passing" in Bezug auf die Geschlechtsidentität. Gelingt diese Zuweisung nicht, wird das Passing als unzureichend bewertet.

Mir sind viele Transmenschen mit sogenannten Passing-Problemen begegnet, und ich bin mir sicher, dass dieses Problem vor, während und auch nach dem Transitionsprozess als einer der wesentlichen Gründe für komorbide psychische Erkrankungen betrachtet werden kann. Unter manchen Kolleginnen und Kollegen herrscht jedoch immer noch die Annahme vor, ein „gutes Passing" wäre eine Voraussetzung oder gar ein diagnostisches Kriterium für die Tatsache, dass jemand *wirklich* transgender ist oder nicht. Ich will jedoch betonen, dass weder ein körperlich entsprechendes Passing noch die Art und Weise, wie sehr jemand versucht, sein Passing „anzupassen", eine Bedeutung dafür hat, ob jemand transgender ist oder nicht. Hierfür zählt allein das identitäre Erleben des Betroffenen.

Es sollte nachvollziehbar sein, dass beispielsweise ein Transgender-Mensch mit ausgeprägten biologischen Geschlechtsmerkmalen einem nochmals erhöhten Leidensdruck ausgesetzt ist. Denn: Für den Transgender-Menschen sind individuelle Bestrebungen, das Passing zu „verbessern", oftmals die einzige Möglichkeit, sich selbst und anderen deutlich zu machen, welchem Geschlecht er sich zugehörig empfindet. In der Tat neigen viele Transgender-Menschen auch dazu, dies in

13 Allerdings kennen die meisten von uns aus der Biologie Lebewesen, die weder männlich noch weiblich, sondern beides sind, und haben auch schon von Menschen gehört, die lange Zeit als „Zwitter" oder Hermaphroditen bezeichnet wurden. Hermaphroditismus (gr. von Hermes und Aphrodite), Zwittrigkeit oder Zwittertum bezeichnet in der Biologie den Zustand von doppeltgeschlechtlichen Individuen, also Individuen einer Art mit männlicher und weiblicher Geschlechtsausprägung, die sowohl männliche als auch weibliche Keimzellen bzw. Geschlechtsorgane bilden. Allerdings existiert ein echter Hermaphroditismus beim Menschen nur in sehr seltenen Fällen. Tatsächlich handelt es sich dann meist um Intersexualität (vgl. Abschnitt 2.3).

der Exploration zu betonen oder ein demonstrativ geschlechtsrollenstereotypes Erscheinungsbild und Verhalten zu zeigen („Ich habe schon immer lieber Hosen getragen.“, „Ich habe nie mit Puppen gespielt.“ etc.).

Fallbeispiel: Herr C., 23 Jahre

Herr C. kommt in unsere Praxis und berichtet, er habe lange nach einem Therapeuten gesucht, der ihm helfen könne. Er sei verzweifelt und traue sich nicht mehr aus dem Haus. Stets habe er das Gefühl, von anderen beobachtet oder angestarrt zu werden. Dann erlebe er Gefühle wie Panik, ihm breche der Schweiß aus, er bekomme Atemnot und Herzrasen. Zudem sei er depressiv, hilflos und denke sogar manchmal daran, sich das Leben zu nehmen.

Herr C. schildert auf den ersten Blick eine typische Angstsymptomatik, welche sich bei genauerer Diagnostik eventuell als Agoraphobie oder sozialphobische Störung klassifizieren ließe. Schnell wird mir jedoch klar, dass die Beschwerden, die Herr C. schildert, auch auf ein Passing-Problem zurückführbar sind. Denn er leidet, so ergibt es die weitere Exploration, vor allem unter seinem „schlechten Passing“. Er sei ein Mann, aber er selbst sehe im Spiegel keinen Mann, er habe große Brüste und auch insgesamt ein sehr weibliches Erscheinungsbild.

Reaktive psychische Erkrankungen bei Transgender-Menschen können allgemein unter dem Phänomen des „minority stress“ zusammengefasst werden, welches auch bei Angehörigen anderer Minderheiten beschrieben wird. „Minority stress“ kann erlebt werden als ein Leiden darunter, anders zu sein, als von einem erwartet wird, als ein Leiden unter einen „schlechten Passing“ (vgl. Fallbeispiel von Herrn C.) oder als ein Leiden unter Diskriminierungen durch das Umfeld. Das Leiden wird dann durch Reaktionen aus dem Umfeld ausgelöst. Letztlich existieren kaum Prävalenzstudien, welche reaktive Störungen von *echten* komorbiden Erkrankungen differenzieren.

Erfahrungsgemäß können komorbide Störungen bei Transgender-Menschen folgendermaßen unterteilt werden:

- psychische Erkrankungen, die sich unabhängig von der Geschlechtsinkongruenz zeigen,
- psychische Erkrankungen, die sich als *Folge* der Geschlechtsinkongruenz zeigen,
- psychische Symptome, die allein auf *Passing*-Probleme zurückführbar erscheinen,
- psychische Erkrankungen, die sich im *Verlauf* des Transitionsprozesses zeigen.

Es ist die Aufgabe des begleitenden Psychotherapeuten, eine umfassende und diese Frage klärende diagnostische und differenzialdiagnostische Abklärung vorzunehmen, da sich jeweils andere psychotherapeutische Implikationen daraus ableiten lassen (vgl. hierzu Abschnitt 6.6, in welchem die obige Aufzählung um die entsprechenden psychotherapeutischen Implikationen ergänzt wird).

5 Diagnostik

Alle in Kapitel 3 genannten Orientierungshilfen betonen den zentralen Aspekt einer eindeutigen Diagnose und Differenzialdiagnose. Im psychotherapeutischen Kontext stellt eine gesicherte Diagnose stets eine Selbstverständlichkeit dar, für die Kostenträger im deutschen Gesundheitswesen bildet sie darüber hinaus jedoch die Voraussetzung für alle weiteren Schritte im Transitionsprozess. Damit wird Psychotherapeutinnen und Psychotherapeuten im gesamten Verlauf der Begleitung von Transgender-Personen eine besondere Verantwortung und zuweilen die Rolle des Entscheiders übertragen. In der Folge unterscheidet sich die begleitende Psychotherapie von der klassischen Behandlung einer psychischen Erkrankung: Der begleitende Psychotherapeut wird immer wieder sowohl diagnostisch tätig als auch Indikationen in Bezug auf weitere Maßnahmen stellen werden bzw. er wird hierzu sogar aufgefordert (vgl. hierzu bereits Becker et al., 1997, aber auch Rauchfleisch, 2016).

5.1 Diagnostische Einordnung

Die diagnostische Einordnung des Phänomens „transgender" in den gängigen Klassifikationssystemen erfolgte erstmals in der 9. Ausgabe der *International Classification of Diseases* (ICD-9; WHO, 1978) unter der Bezeichnung „Transsexualität" in der Kategorie „Sexuelle Verhaltensabweichungen und Störungen". Das *Diagnostic and Statistical Manual of Mental Disorders* (DSM) folgte dieser Einordnung und Bezeichnung im Jahr 1980 mit der Ausgabe des DSM-III (American Psychiatric Association [APA], 1980). Historisch-wissenschaftlich beschrieben werden Transgender-Menschen jedoch bereits spätestens seit der Erwähnung durch Magnus Hirschfeld im Jahr 1923 (vgl. hierzu Abschnitt 2.1).

In der 1990 verabschiedeten ICD-10 (vgl. WHO/Dilling et al., 2016) wurde transgender als „Störung der Geschlechtsidentität" (unter der Bezeichnung „Transsexualismus") den „Persönlichkeits- und Verhaltensstörungen" (Abschnitt F6) zugeordnet; im 1994 erschienenen DSM-IV (APA, 1994) wurde es als „gender identity disorder" („Geschlechtsidentitätsstörung") bezeichnet.

Spätestens seit Erscheinen des DSM-5 im Jahr 2013 (APA, 2013) hat sich in der Diagnostik von Transgender-Menschen ein deutlicher Paradigmenwechsel vollzogen, der mit der ICD-11 konsequent weitergeführt wird (siehe hierzu weiter unten). Im Gegensatz zu den vorherigen Ausgaben der Klassifikationssysteme liegt der diagnostische Schwerpunkt nun klar auf dem Leiden der Betroffenen unter dem Widerspruch zwischen dem erlebten Geschlecht und dem zugewiesenen Geschlecht sowie den körperlichen Merkmalen des biologischen Geschlechts. So wurde im DSM-5 vom Störungscharakter Abstand genommen und der Begriff „Geschlechtsdysphorie“ eingeführt. Dabei war es die Absicht, zu verdeutlichen, dass nicht die Identität krankhaft ist, sondern ein Leiden („Dysphorie“) aufgrund der Geschlechtsinkongruenz besteht. Dennoch wird die Diagnose immer noch unter den psychischen Störungen aufgeführt.

Viele Betroffene und Betroffenenverbände[14] betrachten die bisherige diagnostische Einordnung im Bereich der psychischen Störungen skeptisch und erleben diese als ungerechtfertigte Pathologisierung. Andererseits ist ihnen bei realistischer Betrachtung jedoch auch klar, dass die Diagnose den Zugang zu gewünschten medizinischen Maßnahmen, wie etwa die sogenannte gegengeschlechtliche Hormonbehandlung, erst ermöglicht. In der Diskussion und nicht zuletzt auch in der begleitenden Psychotherapie gilt es daher immer, den manchmal schwierigen Spagat zu schaffen zwischen Akzeptanz der medizinischen Diagnose und der Auffassung, dass transgender als eine *Normvariante* zu verstehen ist. Zentral ist dabei, dass das subjektive Erleben der Geschlechtsidentität zunächst nichts mit psychischer Gesundheit oder Krankheit zu tun hat. Hilfreich ist dabei sicherlich die letzte Überarbeitung der ICD.

Die Autoren der ICD-11 (WHO, 2018) folgen allgemeinen Empfehlungen und drücken mit dem Begriff der „Geschlechtsinkongruenz“ („gender incongruence“) aus, dass es sich um eine Nichtübereinstimmung der Geschlechtsidentität mit den Geschlechtsmerkmalen des Körpers handelt. Schließlich kommt diese deutliche Entpathologisierung auch dadurch zum Ausdruck, dass die Geschlechtsinkongruenz nunmehr in einem neuen Kapitel, „Probleme/Zustände im Bereich der sexuellen Gesundheit“ („Conditions related to sexual health“), verortet wird. Zudem geht die ICD-11, wie auch schon das DSM-5, nicht mehr von einer Zweigeschlechtlichkeit aus: Im Kontext von Geschlechtsinkongruenz und Geschlechtsdysphorie wird nicht mehr vom „anderen der beiden Geschlechter“ gesprochen. Auch wenn die Diagnostik gemäß ICD-11 noch nicht verbindlich ist, sollte sie bereits jetzt richtungsweisend sein, kommt sie doch den Ansprüchen der psychotherapeutischen Begleitung und vor allem den Vorstellungen der Betroffenen von sich selbst am nächsten.

14 Hier vor allem Aktion Transsexualität und Menschenrecht e.V. (ATME)

5.2 Relevante Diagnosen und Kriterien

Für die Diagnose des Phänomens „transgender" nennen alle drei diagnostischen Manuale bzw. Klassifikationssysteme (ICD-10, ICD-11 und DSM-5) im Prinzip die folgenden beiden zentralen Punkte:

- Unstimmigkeit zwischen dem individuell erlebten und dem zugewiesenen Geschlecht,
- Unbehagen an den primären und/oder sekundären Geschlechtsmerkmalen.

Merke

An dieser Stelle soll darauf hingewiesen werden, dass sowohl für die weiteren Schritte im Transitionsprozess als auch – in den meisten Fällen – für die Belange im Rahmen der Namens- und Personenstandsänderung gemäß TSG[15] einzig die folgenden Diagnosen relevant sind:

- ICD-10: F64.0 Transsexualismus (im Jugend- und Erwachsenenalter),
- ICD-10: F64.2 Störung der Geschlechtsidentität des Kindesalters,

bzw. nach Einführung der ICD-11:

- ICD-11: HA60 Geschlechtsinkongruenz bei Jugendlichen und Erwachsenen,
- ICD-11: HA61 Geschlechtsinkongruenz bei Kindern.

Alle anderen Diagnosen[16] werden für die Betroffenen Probleme bereiten, so sie denn weitere Schritte im Transitionsprozess wünschen.

Der Kern der Diagnose ist der Wunsch, als Angehöriger des anderen Geschlechts zu leben und anerkannt zu werden, bzw. für Kinder das Leiden unter dem zugewiesenen Geschlecht (vgl. das jeweilige Kriterium A in den folgenden Kästen). Der Wunsch der Betroffenen ist zudem meistens verbunden mit einem Gefühl des Unbehagens über das angeborene Geschlecht und den entsprechenden Geschlechtsmerkmalen (s. o.). Sodann wird ein Zeitkriterium (ICD-10: zwei Jahre bzw. sechs Monate bei Kindern; ICD-11: zwei Jahre bei Kindern) vorgegeben. Schließlich dürfen die beschriebenen Beschwerden nicht Symptom einer anderen psychischen Erkrankung, wie z. B. einer Schizophrenie, sein oder mit einer biologischen Ano-

---

15 Zur analogen Anwendung des TSG bei non-binären Menschen vgl. die Ausführungen im Abschnitt 3.1.2.

16 Neben den o.g. Diagnosen umfasst die Kategorie „Störungen der Geschlechtsidentität" nach ICD-10: F64.1 Transvestitismus unter Beibehaltung beider Geschlechterrollen (vgl. hierzu Abschnitt 2.5), F64.8 sonstige Störungen der Geschlechtsidentität, F64.9 Störung der Geschlechtsidentität, nicht näher bezeichnet. Die ICD-11 führt neben den beiden o.g. Hauptdiagnosen die „Geschlechtsinkongruenz, nicht näher beschrieben" (HA6Z) an. Das DSM-5 unterscheidet ebenfalls die Geschlechtsdysphorie bei Jugendlichen und Erwachsenen von der bei Kindern und ermöglicht eine Zuordnung zu den Kategorien „Andere näher bezeichnete Geschlechtsidentitätsdysphorie" und „Nicht näher bezeichnete Geschlechtsidentitätsdysphorie", sofern die diagnostischen Kriterien nicht vollständig erfüllt sind.

malie, wie einer Chromosomenaberration[17], einhergehen. Im letzteren Fall wäre dann gar nicht mehr von transgender, sondern eher von Intersexualität zu sprechen (vgl. zu den Ausschlüssen die in den Kästen dargestellten diagnostischen Kriterien). Zudem betonen die diagnostischen Manuale in Bezug auf Kinder und Jugendliche, dass ein bloßes Abweichen von den kulturellen Geschlechterstereotypien (also bloße Knabenhaftigkeit bei Mädchen oder mädchenhaftes Verhalten bei Jungen) für diese Diagnose nicht ausreicht.

Für eine sowohl sozial- als auch berufsrechtliche Absicherung der Diagnostik im Praxisalltag empfiehlt sich eine Orientierung an den operationalen Kriterien der ICD. Diese diagnostischen Kriterien waren ursprünglich für die Verwendung in wissenschaftlichen Studien gedacht, haben sich aber nunmehr schon seit Jahren auch im Praxisalltag bewährt. Gleichwohl muss betont werden, dass die endgültige Diagnostik stets in der Verantwortung des Behandlers liegt und nicht durch ein bloßes Abzählen von Kriterien ersetzt werden darf.

Diagnostische Kriterien für Transsexualismus und die Störung der Geschlechtsidentität des Kindesalters nach ICD-10[18]

F64.0 Transsexualismus

A. Die Betroffenen haben den Wunsch, als Angehörige des anderen Geschlechtes zu leben und als solche akzeptiert zu werden, in der Regel verbunden mit dem Wunsch, den eigenen Körper durch chirurgische und hormonelle Behandlungen dem bevorzugten Geschlecht soweit als möglich anzugleichen.
B. Die transsexuelle Identität besteht andauern seit mindestens zwei Jahren.
C. Der Transsexualismus ist nicht Symptom einer anderen psychischen Erkrankung, wie z.B. einer Schizophrenie und geht nicht mit einer Chromosomenaberration einher.

F64.2 Störung der Geschlechtsidentität des Kindesalters

Bei Mädchen:

A. Das betreffende Kind leidet ausdauernd und intensiv daran, ein Mädchen zu sein und es ist sein erklärter Wunsch, ein Junge zu sein (nicht nur ein Wunsch wegen irgendwelcher beobachteten kulturellen Vorteile für Jungen), oder das Mädchen besteht darauf, ein Knabe zu sein.
B. Entweder 1. oder 2.:
   1. anhaltende deutliche Aversion gegen übliche weibliche Kleidung und Bestehen auf typisch männlicher Kleidung, z.B. männlicher Unterwäsche und anderer Accessoires

17 Eine Chromosomenaberration (Synonym: Chromosomenanomalie) ist eine Anomalie, welche die Struktur oder Anzahl von Chromosomen eines Genoms betrifft.

18 Abdruck erfolgt aus WHO/Dilling et al. (2016).

2. anhaltende Ablehnung weiblicher anatomischer Strukturen, die sich in mindestens einem der folgenden Merkmale äußert:
   a. Behauptung, einen Penis zu besitzen, oder dass ein Penis wachsen wird
   b. Ablehnung, im Sitzen zu urinieren
   c. Versicherung, keine Brüste bekommen oder nicht menstruieren zu wollen.

C. Das Mädchen hat bis jetzt nicht die Pubertät erreicht.
D. Die Störung muss seit mindestens sechs Monaten vorliegen.

Bei Jungen:

A. Das Kind leidet anhaltend und intensiv daran, ein Junge zu sein, und hat den intensiven Wunsch, ein Mädchen zu sein oder – seltener – behauptet, bereits ein Mädchen zu sein.
B. Entweder 1. oder 2.:
   1. Beschäftigung mit typisch weiblichen Aktivitäten, z. B. Tragen weiblicher Kleidungsstücke oder Nachahmung der weiblichen Erscheinung, intensiver Wunsch, an Spielen und Zeitvertreib von Mädchen teilzunehmen und Ablehnung von typisch männlichem Spielzeug, männlichen Spielen und Aktivitäten
   2. anhaltende Ablehnung männlicher anatomischer Strukturen, die sich durch mindestens eine der folgenden wiederholten Behauptungen äußert:
      a. dass er zu einer Frau heranwachsen wird (nicht nur in eine weibliche Rolle)
      b. dass sein Penis oder seine Hoden ekelhaft sind oder verschwinden werden
      c. dass es besser wäre, keinen Penis oder Hoden zu haben.
C. Der Junge hat bis jetzt nicht die Pubertät erreicht.
D. Die Störung muss mindestens seit sechs Monaten vorliegen.

Diagnostische Kriterien für die Geschlechtsinkongruenz nach ICD-11 (WHO, 2018; Übers. d. Autors)

HA60 Geschlechtsinkongruenz im Jugend- und Erwachsenenalter

Die Geschlechtsinkongruenz im Jugend- und Erwachsenenalter ist gekennzeichnet durch eine ausgeprägte und anhaltende Inkongruenz zwischen dem erlebten Geschlecht und dem zugeordneten Geschlecht, die oft zu einem Wunsch nach „Transition“ führt, um als Person des erlebten Geschlechtes zu leben und akzeptiert zu werden, durch Hormonbehandlungen, Operationen oder andere Gesundheitsleistungen, um den Körper so weit wie gewünscht und soweit möglich dem erlebten Geschlecht anzupassen. Die Diagnose kann nicht vor Beginn der Pubertät gestellt werden. Geschlechtsvariantenverhalten und Präferenzen allein sind keine Grundlage, die Diagnose zu stellen.

HA61 Geschlechtsinkongruenz in der Kindheit

Die Geschlechtsinkongruenz in der Kindheit ist gekennzeichnet durch eine deutliche Inkongruenz zwischen dem erlebten/ausgedrückten Geschlecht einer Person und dem zugeordneten Geschlecht bei präpubertären Kindern. Es beinhaltet einen starken Wunsch, ein anderes Geschlecht als das zugewiesene Geschlecht zu haben; eine starke Abneigung des Kindes gegenüber seiner sexuellen Anatomie oder erwarteten sekundären Geschlechtsmerkmalen und/oder ein starkes Verlangen nach den primären und/oder erwarteten sekundären Geschlechtsmerkmalen, die dem erlebten Geschlecht entsprechen; und Fantasie- oder Fantasiespiele, Spielzeug, Spiele oder Aktivitäten und Spielkameraden, die eher für das erfahrene Geschlecht als für das zugewiesene Geschlecht typisch sind. Die Inkongruenz muss etwa zwei Jahre andauern. Geschlechtsvariantenverhalten und Präferenzen allein sind keine Grundlage, die Diagnose zu stellen.

Anmerkungen zur Absicherung der Diagnose

Wichtige Differenzialdiagnosen sind nach Pichlo (2008) die Instabilität der Geschlechtsidentität, Transvestitismus, Ablehnung einer homosexuellen Orientierung, schwere Persönlichkeitsstörungen oder eine psychotische Verkennung der geschlechtlichen Identität. Mit Blick auf die AWMF-S3-Leitlinie und den gesamten gegenwärtigen Stand der Forschung zu transgender ist dieser Ansatz allerdings nicht mehr haltbar. Schon Becker (2009) beschreibt diverse Transgender-Verläufe, mit zuweilen massiven Symptomen einer auch schweren Persönlichkeitsstörung und sexuellen Identitätsstörungen, welche die Diagnose „transgender" jedoch keineswegs ausschließen können. Coleman et al. (2012) kommen schließlich zu dem Schluss, dass es keine absoluten Ausschlussdiagnosen gibt. Auch „die sexuelle Orientierung liefert keine diagnostisch relevante Information. Entgegen früherer Annahmen (u.a. Lawrence, 2010) gibt es keinen empirisch nachweisbaren Effekt auf das Behandlungsergebnis (Nieder, Elaut, Richards & Dekker, 2016)" (zit. nach DGfS, 2019, S. 24). Zusammenfassend heißt es in der AWMF-S3-Leitlinie zur Frage der Diagnostik dann:

> Eine Sicherung der Diagnose im Rahmen eines längerfristigen diagnostisch-therapeutischen Prozesses als Aufgabe der Psychotherapie, wie sie in den Behandlungsstandards von 1997 gefordert wird (S. Becker et al., 1997), oder durch eine Verlaufsbeobachtung bzw. eine psychotherapeutisch begleitete Alltagserprobung, wie es in der MDS-Begutachtungsrichtlinie von 2009 vorgesehen ist (MDS, 2020), ist damit hinfällig. Dies war eher dem Umstand geschuldet, dass das Konstrukt des Transsexualismus mit einer Präjudikation für operative Maßnahmen bereits bei der Diagnosestellung eine weitreichende prognostische Einschätzung erforderte. Die Feststellung der Diskrepanz zwi-

> schen Gender (Geschlechtsidentität, Geschlechtsrolle) und Zuweisungsgeschlecht wird zunächst von der behandlungssuchenden Person selbst getroffen. Es gibt keine objektiven Beurteilungskriterien, die den Behandelnden dafür zur Verfügung stünden (Güldenring, 2013). Gleichwohl ist eine umfassende Diagnostik mit ganzheitlicher Betrachtung der behandlungssuchenden Person notwendig, um im gemeinsamen Dialog eine individuelle Lösung finden und zuverlässige Prognosen für einzelne in Frage kommende transitionsunterstützende Behandlungen stellen zu können. (DGfS, 2019, S. 23)

Damit ist die Diagnose wohl schließlich, dem Leitgedanken der Entpathologisierung folgend, vor allem eine vom Betroffenen selbstgestellte Diagnose. Dann aber ließe sich auch die Diagnostik an sich in Frage stellen, weil transgender nicht mehr als Störung oder Krankheit verstanden wird, sondern eben – wie bereits erwähnt – als eine Normvariante der Geschlechtsidentität (vgl. hierzu noch einmal Rauchfleisch, 2016). Rauchfleisch (2016, S. 30) ist es schließlich, der einen Blick in die Zukunft wagt, wenn er schreibt: „In letzter Konsequenz heißt dies, dass auf Begutachtungen jedweder Art [und dann im Prinzip auch auf Diagnostik; Anm. d. Autors] total zu verzichten ist (s. hierzu auch die kritische Auseinandersetzung mit der ‚Psychodiagnostik von Geschlechtsidentität' von Güldenring, 2013)."

Gleichwohl werden Psychotherapeutinnen und Psychotherapeuten so schnell sicher nicht aus der Verantwortung entlassen werden und auch weiterhin Indikationen für weitere Behandlungsmaßnahmen im Transitionsprozess stellen müssen. Keine der genannten Orientierungshilfen kommt zu einem gänzlich widersprechenden Schluss.

5.3 Diagnostisches Gespräch

5.3.1 Klärung des Anliegens und Exploration des Erlebens der Betroffenen

Einige Autorinnen (vgl. hierzu vor allem Günther et al., 2019) betonen, dass eine Diagnose bzw. eine Abklärung des weiteren Behandlungsbedarfes in Folge des Leidensdruckes keines langfristigen diagnostischen Prozesses bedürfe. Sie stehen damit im Konsens mit der AWMF-S3-Leitlinie (vgl. Anmerkungen im Abschnitt 5.2). Andere Autoren, wie etwa Preuss (2019), wenn auch in Bezug auf Kinder und Jugendliche, fordern vor allem im Hinblick auf weitere Behandlungsschritte im Transitionsprozess eine längerfristige und kontinuierliche Verlaufsbeobachtung. Meines Erachtens muss der diagnostische Prozess nur hinreichend bei den Betroffenen thematisiert werden. In diesem Zusammenhang empfehle ich eine offene Kommunikation über die Rolle des begleitenden Behandlers im Transitionsprozess nach geltenden Regelungen des Gesundheitswesens. Faktisch informiere ich die Betroffenen stets über die Regelungen der BGA und der damit eben auch verbundenen Verantwortung des begleitenden Psychotherapeuten als ausschlaggebender Steller einer Indikation, beispielsweise für die Hormonbehandlung.

Das diagnostische und zugleich beratende Erstgespräch mit einer Klientin oder einem Patienten beginne ich stets mit einer einleitenden *offenen* Frage:

Was kann ich für Sie tun, wie kann ich Ihnen helfen?

Typische Antworten auf diese Frage sind dann:

- „Ich bin im falschen Körper."
- „Ich bin im falschen Geschlecht."
- „Ich will mich umoperieren lassen." Oder: „Ich will die Hormone."

Solche Antworten sollten keinesfalls als stereotype Äußerungen bewertet werden. Meist sind sie nichts anderes als der mehr oder weniger hilflose Versuch des Betroffenen, zu erklären, was er empfindet, und zu klären, ob er beim „Richtigen" angekommen ist. Es darf nicht verkannt werden, dass mittlerweile viele Betroffene wohl informiert, selbstbewusst und auf der Basis eines ausgeprägten Bedürfnisses nach Ausübung ihres Selbstbestimmungsrechtes in die Psychotherapie kommen. Meines Erachtens gilt es dies schon aus berufsethischen Prinzipien zu respektieren. Nahezu alle von mir begleiteten Betroffenen haben sich vor unserem ersten Gespräch bereits umfangreich im Internet oder in Foren informiert und wissen ganz genau, was sie wollen und was sie sind. Meine Arbeit verstehe ich bis heute als ein gegenseitiges Voneinander-Lernen.[19]

Im nächsten Schritt kläre ich mit den Betroffenen, seit wann sie dieses Erleben verspüren und ob sie sich an ein Schlüsselerlebnis aus ihrer Lebensgeschichte erinnern können, durch welches sie sich ihrer Geschlechtsinkongruenz erstmals bewusst geworden sind.

Seit wann haben Sie das Gefühl, welches Sie mir gerade geschildert haben?

Können Sie sich noch an ein Erlebnis erinnern, welches Ihnen dieses Bewusstsein besonders vor Augen geführt hat?

Meist schildern die Betroffenen hier bereits erste frühkindliche Erinnerungen, die sich in der Ablehnung geschlechtsrollenstereotyper Erwartungen, wie das Spielen mit bestimmtem Spielzeug oder das Tragen stereotyper Kleidung, äußern. Sehr viele Betroffene legen bei diesen Schilderungen sehr großen Wert darauf, zu betonen, wie wenig sie sich eben typisch jungen- oder mädchenhaft verhalten haben. Bis heute ist mir nicht ganz klar, ob dies tatsächlich an einem übertrieben wunsch-

19 Nicht zuletzt für diesen Leitgedanken meiner Arbeit bin ich bis heute meiner ersten Transgender-Patientin sehr dankbar.

geschlechtsrollenstereotypen Habitus oder aber an einer von den Betroffenen vermuteten Erwartungshaltung des Gegenübers liegt.

Fast alle Betroffenen berichten, dass sie spätestens mit Eintritt in die Schule, also etwa um das sechste oder siebte Lebensjahr herum, erstmals ihren primären Sozialisationsfiguren (Eltern, Familie) gegenüber äußerten, dass sie kein Junge bzw. Mädchen seien oder sein wollten. Gerade in dieser Lebensphase ist es dann von entscheidender Bedeutung, wie das familiäre, insbesondere elterliche, Umfeld darauf reagiert. Je mehr Unterstützung die Betroffenen hier erfahren, umso weniger konfliktreich verläuft dann der weitere Transitionsprozess. Die folgende prä- und postpubertäre Phase stellt jedoch nahezu immer eine große Belastung dar, weil sich die Betroffenen nunmehr erstmals wirklich mit ihrem biologischen Geschlecht konfrontiert sehen. Diese Identitätskrise und Phase der Unsicherheit zeichnet sich durch Versuche der Anpassung und Abwehr aus, kann aber bei entsprechender familiärer Validierung auch frühzeitig zum Behandlungsbeginn führen.

Den ersten Teil des diagnostischen Gespräches schließe ich mit der Frage ab, warum die Person gerade jetzt zu mir kommt und ob es eventuell bereits psychotherapeutische Vorbehandlungen gegeben hat. Das folgende Fallbeispiel verdeutlich den Gesprächsverlauf bis zu diesem Punkt.

Fallbeispiel: Herr D.

Schon in der frühen Kindheit habe er sich eher mit anderen Jungen identifiziert und sich selbst als Junge gesehen. Er erinnere sich, dass er als kleines Kind beim Baden gewesen sei und instinktiv nach dem Baden in die Jungen-Umkleidekabine gegangen sei. Beim Ausziehen der Badehose sei er dann von anderen Jungen fast spöttisch darauf angesprochen worden, dass er keinen Penis habe und wohl kein richtiger Junge sei. Die gleichen Kinder, die eben noch mit ihm beim Baden als Junge gespielt hätten, hätten ihn nun als Mädchen gesehen. Er selbst sei massiv verunsichert gewesen und habe nicht mehr gewusst, wer oder was er sei.

Allerdings habe er es nicht „greifen" können und nicht gewusst, was er ist bzw. was transgender sei. Ihm sei immer klar gewesen, dass etwas mit ihm „nicht stimme". Dennoch habe er lange versucht, sich anzupassen, was jedoch für ihn sehr belastend gewesen sei. Sei er etwa vom Umfeld dazu gedrängt worden, Mädchen-stereotype Kleidung zu tragen oder ihm die „Mädchenrolle" zugewiesen worden, habe er darunter gelitten, ohne jedoch zu wissen, was genau mit ihm „los sei". Dennoch habe er immer wieder gespürt, dass „etwas nicht zusammenpasste".

In der Zeit kurz vor und während der Pubertät habe er versucht, sich anzupassen, dabei aber „eine Abneigung gegen diese Weiblichkeit" verspürt, welche er bis heute empfinde. Als Frau oder Mädchen habe er „das Gefühl, nicht ich selbst zu sein". Wenn er mit seinem biologischen Geschlecht konfrontiert werde, leide er unter der Wahrnehmung der Umwelt. In Beziehungen habe er sich oft gefragt, ob er homosexuell sei, aber auch dies habe sich nicht richtig angefühlt. Dennoch habe er sehr lange gebraucht, bis er endlich verstanden habe, was er sei. Zufällig habe er Informationen über transgender gefunden und dann endlich Klarheit gehabt. Stets geholfen habe ihm die Unterstützung seiner Familie und seines sozialen Umfeldes.

5.3.2 Psychopathologischer Befund und weitere störungsspezifische Abklärung

Im Anschluss an diese spezifischen diagnostischen Abklärungen erfolgt eine Erhebung des psychopathologischen Befundes, wie es im Kontext jedes psychotherapeutischen Kontaktes stets erfolgen sollte. Zur Orientierung in Bezug auf die Inhalte eines psychopathologischen Befundes können das Manual und der Befundbogen der Arbeitsgemeinschaft für Methodik und Dokumentation in der Psychiatrie (AMDP, 2018) dienlich sein. Mit der Abklärung einiger wesentlicher Bestandteile des psychopathologischen Befundes können meist psychotische oder wahnhafte Störungen bereits ausgeschlossen werden.

Die initiale Diagnostik rundet ein Screening nach psychischen Erkrankungen im Allgemeinen ab. Auch hier kann zunächst eine offene Frage hilfreich sein:

Leiden Sie im Allgemeinen unter psychischen Beschwerden? Haben Sie manchmal depressive Verstimmungen oder Ängste?

Für das Screening psychischer Symptome im Rahmen der initialen Diagnostik eignet sich nach meiner Erfahrung die *Symptom-Checklist-90®-Standard* (SCL-90®-S; Francke, 2014), welche die Gesamtbelastung psychischer Beschwerden eines Patienten diagnoseübergreifend erfassen kann. Hier können zudem standardisierte Interviews (DIPS – *Diagnostisches Interview bei psychischen Störungen:* Margraf, Cwik, Suppiger & Schneider, 2017; SCID-5-CV – *Strukturiertes Klinisches Interview für DSM-5-Störungen – Klinische Version:* Beesdo-Baum, Zaudig & Wittchen, 2019) sowie vor allem das Screening des SCID-5-CV hilfreich sein. Im Einzelfall muss eine vertiefende diagnostische Abklärung erfolgen, für die störungsspezifische psychologische Testverfahren zur Anwendung kommen können.

Exkurs: Umgang mit geschlechtsspezifischen Normen

Es ist mittlerweile gängige Praxis, bei der Erhebung personenbezogener Daten hinsichtlich der Angabe zum Geschlecht zumindest die Auswahl „divers" vorzugeben. Dies sollte auch in der psychotherapeutischen Praxis eine Selbstverständlichkeit sein. Probleme ergeben sich dann jedoch bei der Anwendung geschlechtsspezifischer Normen der gängigen psychologischen Testverfahren. Aus diesem Grund sollte meines Erachtens die Geschlechtsangabe „divers“ genauer spezifiziert werden.

Bei Menschen, die eindeutig transgender sind, können die Normen des erlebten Geschlechts verwendet werden. Bei non-binären Menschen müsste noch einmal genauer eruiert werden, ob es bezüglich der Geschlechtsidentität eine Polarisierung hin zu einem der beiden binären Geschlechter gibt. Ist dies der Fall, lassen sich ebenfalls die entsprechenden Normen verwenden. In allen anderen Fällen sollten geschlechtsspezifische Normen nicht zur Anwendung kommen.

Strenggenommen kann so bereits in der ersten Sitzung mit dem Betroffenen die Behandlungsbedürftigkeit hinsichtlich der Geschlechtsinkongruenz und eventueller komorbider psychischer Erkrankungen festgestellt werden. Die Überprüfung der ICD-Kriterien (vgl. Abschnitt 5.2) sollte ebenfalls möglichst im Erstgespräch erfolgen; da standardisierte Interviews (DIPS; SKID) die relevanten Diagnosen jedoch nicht erfassen, ist es erforderlich, die Kriterien im (freien) diagnostischen Gespräch zu eruieren. Ohnehin ist es schon aus abrechnungstechnischen Gründen in Bezug auf die psychotherapeutischen Leistungen erforderlich, bereits im ersten „Sprechstunden-Gespräch“ zumindest eine Verdachtsdiagnose zu stellen. Als Hilfestellung kann die im Anhang befindliche Checkliste für das Erstgespräch genutzt werden. Im Anhang findet sich zudem eine Vorlage für den Bericht an die Gutachterin bzw. den Gutachter im Antragsverfahren (vgl. auch Online-Material).

In jedem Fall muss der Patient ebenfalls im ersten Gespräch über die Behandlung, die psychotherapeutischen Möglichkeiten und Grenzen sowie die Rahmenbedingungen der Behandlung aufgeklärt und umfassend informiert werden. Hierauf wird im Verlauf von Kapitel 6 genauer eingegangen.

5.4 Unterstützende diagnostische Verfahren

Es existiert eine Reihe von Instrumenten, die sich teilweise explizit auf die Geschlechtsidentität beziehen und mit denen sich die Situation, das Erleben und die Entwicklung des Betroffenen erfassen lassen.[20] Fragebögen können den Betroffenen die Schilderung ihrer Entwicklung erleichtern, da sie ihnen Formulierungsvorgaben anbieten. Stets können sie die notwendige Diagnostik objektivieren, ökonomisieren und damit schließlich auch beschleunigen. Einen Überblick über geeignete Instrumente gibt Tabelle 1. Zur Differenzialdiagnostik oder gar zum

20 Unter einigen Experten, aber vor allem unter Betroffenenverbänden, ist die Anwendung psychodiagnostischer Verfahren umstritten bzw. wird diese gänzlich abgelehnt.

Ausschluss einer Variante der Geschlechtsidentität sind sie dagegen nicht geeignet (vgl. hierzu vor allem Güldenring, 2013). Solche Instrumente können das persönliche Gespräch nicht ersetzen und sollten immer zuvor mit den Betroffenen besprochen werden, denn objektive Beurteilungskriterien stehen zur Beurteilung der Geschlechtsidentität nicht zur Verfügung. Von einigen der in Tabelle 1 genannten englischsprachigen Verfahren sind deutsche Versionen als Adaptation in wissenschaftlichen Arbeiten des European Network for the Investigation of Gender Incongruence (ENIGI) verfügbar (Kreukels et al., 2012).

Tabelle 1: Die Diagnostik unterstützende Instrumente

Schwerpunkt	Instrumente
Fragebögen oder Interviews, bei denen das kindliche Verhalten, meist durch die Eltern, auf verschiedenen Ebenen beurteilt wird. Einige Fragen beziehen sich dabei auf geschlechtsrollentypische Verhaltensweisen.	• Child Behaviour und Attitude Questionnaire (CBAQ; Meyer-Bahlburg et al., 1994; deutsche Fassung in Jürgensen, 2008) • Deutsche Schulalter-Formen der Child Behavior Checklist von Thomas M. Achenbach (CBCL/6-18R, TRF/6-18-R, YSR/6-18R; Döpfner et al., 2014)
Instrumente zur Erfassung von Maskulinität und Femininität durch vermutete geschlechtstypische Eigenschaften. Der Schwerpunkt der Fragebögen liegt auf geschlechtsrollenstereotypen Verhaltensweisen.	• Bem Sex-Role Inventory (BSRI; Bem 1974; deutsche Fassung von Schneider-Düker & Kohler, 1988, revidierte deutsche Fassung von Troche & Rammsayer, 2011) • Recalled Childhood Gender Identity/Gender Role Questionnaire (RCGI; Zucker et al., 2006) • Gender-Typicality Scale (GTS+; Altstötter-Gleich, 2004) • Gender Role Behavior Scale (GRBS; Athenstaedt, 1997)
Fragebögen oder Interviews, die sich explizit auf die Geschlechtsidentität beziehen und einerseits kriterienbezogen (ICD-10) sowie andererseits das psychische Befinden der Betroffenen abfragen.	• Gender Identity/Gender Dysphoria Questionnaire for Adolescents and Adults (GIDYQ-AA; Deogracias et al., 2007; deutsche Fassung in Schneider, 2012 [unter der Bezeichnung GII]) • Düsseldorfer Fragebogen zur Transidentität (DFTI; Söder, 1998) • Essener Transgender Lebensqualitäts-Inventar (ETLI; Tagay et al., 2017)

Tabelle 1: Fortsetzung

Schwerpunkt	Instrumente
	• Gender Identity Interview for Children (GIIC; Zucker et al., 1993; Wallien et al., 2009) • Utrecht Gender Dysphoria Scale (UGDS; Cohen-Kettenis & van Goozen, 1997; deutsche Fassung von Fischer & Thyen, 2017)
Projektives Verfahren: Kinder zeichnen i.d.R. eine Person, deren Geschlecht kongruent zur eigenen Geschlechtsidentität ist (Zucker et al., 1983; Rekers et al., 1990)	• Mann-Zeichen-Test[21] nach Ziler (1950; Brosat & Tötemeyer, 2019)

21 Das Verfahren heißt, der Erstausgabe von 1950 folgend, *Mann-Zeichen-Test*. Im Sinne einer geschlechtsneutralen Sprache würde man heute eher von einem „Mensch-Zeichen-Test" sprechen.

6 Besonderheiten der psychotherapeutischen Begleitung

In diesem Kapitel sollen die wesentlichen Schritte der psychotherapeutischen Begleitung zusammenfassend dargestellt werden. Die größte Besonderheit der psychotherapeutischen Behandlung von Transgender-Betroffenen ist, dass es sich strenggenommen gar nicht um eine Behandlung einer psychischen Erkrankung handelt. Die Betroffenen suchen unsere psychotherapeutische Hilfe nicht, um von ihrem Transgender-Sein „geheilt" zu werden, sondern sie brauchen und suchen in der Regel fast immer unsere Unterstützung im Transitionsprozess. Gleichwohl verspüren Transgender-Menschen fast immer einen hohen Leidensdruck und gemeinsam mit uns kann dieser dann auch „geheilt" werden; dies jedoch mit anderen Mitteln als gemeinhin in der Psychotherapie üblich. „Geheilt" wird die Geschlechtsinkongruenz durch eine Verminderung der Unstimmigkeit zwischen Körper und Erleben, und zwar durch entsprechende „korrigierende" Behandlungsmaßnahmen. Diese Transition begleiten wir, bereiten sie vor und ermöglichen sie durch unsere Empfehlungen. Vielleicht hilft es, wenn wir uns dabei eher als Coaches denn als Therapeutinnen verstehen.

6.1 Vorbereitung und generelles Vorgehen

Alle Orientierungshilfen betonen, dass sich begleitende Behandlerinnen vor Beginn ihrer Arbeit mit Transgender-Menschen darauf vorbereiten sollten. Dazu gehören allgemeine Informationen zum Phänomen der Geschlechtsinkongruenz, aber sicher auch Aspekte der Selbstreflexion und der Selbsterfahrung. Einige Anregungen, teils abgeleitet aus den Empfehlungen der Orientierungshilfen, teils abgeleitet aus Erkenntnissen meiner langjährigen Arbeit mit Transgender-Menschen, werden im folgenden Kasten zusammengefasst.

Anregungen für die Arbeit mit Transgender-Menschen

- Informieren Sie sich vorab über den aktuellen Wissensstand zum Thema oder erforschen Sie das Thema gemeinsam mit Ihrer ersten Patientin oder Ihrem ersten Patienten.
- Reflektieren Sie Ihre Vorstellungen von Geschlecht, Geschlechtsrollen, Geschlechtsstereotypen (typisch Mann/typisch Frau) und befreien Sie sich von einer Vorstellung von Geschlechtsbinarität.
- Beachten Sie immer, dass die Geschlechtsidentität absolut unabhängig ist vom äußeren Erscheinungsbild einer Person (auch eine Person mit Vollbart und starker Brustbehaarung kann eine Frau sein; so schwer es auch fallen mag, sich dies vorzustellen).
- Überlegen Sie beispielsweise, ob Sie von einer „biologischen Frau" auch erwarten würden, dass sie Kleider trägt, lange Haare hat, sich schminkt und stets eine Handtasche dabeihat.
- Berücksichtigen Sie die Sensibilität von Transgender-Menschen bezüglich einer gender-gerechten Sprache, verwenden Sie die vom Betroffenen gewünschten Anreden und Personalpronomen.

Eine erste Orientierung bei der Strukturierung des weiteren Vorgehens können die folgenden, aus den Orientierungshilfen abgeleiteten Therapieziele sein:

- vertiefende Differenzialdiagnostik,
- vertiefende Erhebung der biografischen sowie weiterer Anamnesen,
- Behandlung komorbider Erkrankungen (soweit vorhanden),
- Abklärung der inneren Stimmigkeit und Konstanz des Identitätsgeschlechts,
- Lebbarkeit des Identitätsgeschlechts,
- Reflexion der begleitenden medizinischen Untersuchungen,
- realistische Einschätzung der Möglichkeiten und Grenzen der weiteren Behandlung.

Mögliche Inhalte der begleitenden Psychotherapie sind dabei (nach DGfS, 2019 [AWMF-S3-Leitlinie] und WPATH, 2012 [Standards of Care]):

- Förderung von Selbstakzeptanz, Selbstwertgefühl und Selbstsicherheit,
- Bewältigung von Scham- und Schuldgefühlen sowie von internalisierter Transnegativität,
- Unterstützung der Identitätsentwicklung,
- Reflexion und Bearbeitung möglicher Erfahrungen und Konflikte in einer anderen Geschlechtsrolle,
- Unterstützung des Coming-out-Prozesses,
- Unterstützung bei einer Entscheidung über körpermodifizierende Behandlungen,
- Unterstützung nach körpermodifizierender Behandlung,
- Unterstützung bei andauernder Geschlechtsdysphorie.

6.2 Fallkonstellationen und ihre Implikationen für die Psychotherapie

Selbst wenn es den typischen Transgender-Menschen nicht gibt, so lassen sich dennoch zumindest zwei extreme Fallkonstellationen voneinander abgrenzen. Einerseits handelt es sich dabei um Patientinnen und Patienten, die bereits seit geraumer Zeit, manchmal schon seit vielen Jahren, als transgender geoutet sind und in ihrem Identitätsgeschlecht leben. Nun wollen sie endlich auch die noch verbleibende Lücke im Transitionsprozess schließen. Hierfür suchen sie eine Psychotherapeutin oder einen Psychotherapeuten auf, um die dafür notwendige Unterstützung zu erhalten. Das andere Extrem stellt eine Patientengruppe dar, die mit vielen Unsicherheiten und Ängsten bezüglich ihrer Geschlechtsidentität und einem hohen Leidensdruck in die Praxis kommt. Beide Fallkonstellationen sollen im Folgenden durch Fallbeispiele illustriert werden.

Fallbeispiel: Herr E.

Herr E. kommt in die Praxis, nachdem er bereits seit drei Jahren als Mann lebe, im gesamten Umfeld geoutet sei und nun endlich die weiteren Schritte im Transitionsprozess einleiten will. Er habe sich viel informiert, habe sich einen Ergänzungsausweis bei der dgti[22] besorgt, und sogar seine Versichertenkarte laute bereits auf seinem männlichen Namen.

Fallbeispiel: Frau F.

Frau F. kommt in Begleitung ihrer Eltern und vermag zunächst kein Wort zu sagen. Ihre Eltern schildern dann unter Tränen, wie hilflos sie seien, dass sie sich große Vorwürfe machten, etwas falsch gemacht zu haben, und nicht mehr weiterwüssten. Dabei fällt es ihnen schwer, ihren Sohn als Tochter zu akzeptieren. Er hätte ihnen vor einigen Wochen einen Brief geschrieben, dass er ein Mädchen sei, und sei dann verschwunden. Lange hätten sie nach einem Therapeuten gesucht, der ihnen helfen könne. Viele hätten ihnen jedoch gesagt, sie würden sich damit nicht auskennen. Nun würden sie hier sitzen und hoffen, endlich Hilfe zu bekommen. Auf Nachfrage berichten sie, ihr Sohn sei schon seit der frühen Kindheit immer wieder in psychiatrischer und psychotherapeutischer Behandlung gewesen. Anfangs sei eine Aufmerksamkeitsdefizit-/Hyperaktivitätsstörung (ADHS) diagnostiziert worden, später habe es auch stationäre Aufenthalte nach Suizidversuchen und Selbstverletzungen gegeben. Dann sei die Diagnose Borderline-Persönlichkeitsstörung gestellt wor-

22 Deutsche Gesellschaft für Transidentität und Intersexualität e.V. (dgti). Zu den Angeboten und Aktivitäten der dgti siehe die Website dgti.org. Der von der dgti ausgestellte Ergänzungsausweis umfasst alle selbstgewählten personenbezogenen Daten und wird als Ausweisdokument vom Innenministerium und von Behörden akzeptiert.

den. Erst vor ca. zwei Jahren sei erstmals das Thema „Transsexualität" erwähnt worden. Schließlich berichtet auch Frau E., sie gehe noch zur Schule, wolle Abitur machen, in der Schule werde sie jedoch als „Schwuchtel" gemobbt, weil sie sich so mädchenhaft verhalte. Bisher habe sie nur in Internetforen über ihr Problem geredet, sonst wüsste niemand, was mit ihr sei.

Es ist naheliegend, dass sich aus beiden Fallbeispielen vollkommen unterschiedliche Implikationen für die begleitende Psychotherapie ableiten lassen. Herrn E. über transgender zu informieren oder gar zu Alltagerfahrungen zu ermutigen, erscheint obsolet. Die begleitende Psychotherapeutin sollte mit ihm vielmehr vereinbaren, dass sie ihn in einigen wenigen Gesprächen näher kennen lernen möchte, ihn über die weiteren Schritte im Transitionsprozess aufklären und das weitere Vorgehen (beispielsweise hinsichtlich der Indikationsschreiben) besprechen.

Ganz anders dagegen wird es bei Frau F. sein. Sie hat ihren Weg gerade erst begonnen und sollte durch eine Rückmeldung stabilisiert werden, dass sie ja nun bei der Therapeutin angekommen sei und diese ihr Hilfe anbieten kann. Sodann sollte mit ihr ihre Geschlechtsinkongruenz sowie die bisherige Lebensgeschichte reflektiert werden, sie über transgender und mögliche Schritte im Transitionsprozess informiert und schließlich ihre Wünsche ergründet und deren Umsetzung vorbereitet werden. Gleichzeitig wird es aber wohl auch erforderlich sein, in einem systemischen Sinne mit den Eltern zu arbeiten und diese durch ausführliche Informationen zu entlasten. Schließlich wird es eventuell sogar nötig sein, aufsuchend ins Umfeld zu gehen, um ein gewünschtes Outing gut vorzubereiten und dann natürlich auch zu begleiten. Darüber hinaus schildern die Patientin und ihre Eltern bereits eine Vielzahl von komorbiden psychischen Erkrankungen. Hier wird es die Aufgabe der begleitenden Psychotherapeutin sein, sein, zu eruieren, inwieweit diese reaktiv sind und eventuell durch die Einleitung von ersten Schritten im Transitionsprozess gelindert werden können.

6.3 Besonderheiten der psychotherapeutischen Begleitung von Kindern

Sichtet man die Fachliteratur zur Psychotherapie bei Problemen im Zusammenhang mit der Geschlechtsidentität, so ist in den letzten zehn Jahren ein fast exponenzieller Anstieg festzustellen. Dabei wird von den Autoren eine deutliche Zunahme der vorstelligen oder von den Eltern vorgestellten Betroffenen berichtet. Vor allem im Bereich der Kinder- und Jugendlichenpsychotherapie scheint dies beobachtbar zu sein. Während mit der AWMF-S3-Leitlinie für die Vorgehensweise bei Erwachsenen und wohl auch bei postpubertären Jugendlichen eine klare und allgemein akzeptierte Orientierung existiert, konnte die Leitlinie für Kinder und Jugendliche bislang, wegen strittiger Punkte, nicht veröffentlicht werden (vgl. zur kontroversen Diskussion etwa Preuss, 2019; Bosinski, 2013, und Korte, Beier & Bosinski, 2016). Der auf diesem Gebiet nicht erfahrene Psychotherapeut steht damit vor dem Dilemma, einerseits über keine konzertierten Handlungsempfehlungen zu verfügen und andererseits mit einer uneinheitlichen Studienlage zur Prävalenz und vor allem zur Persistenz der Geschlechtsinkongruenz sowie kontroversen Ansichten bezüglich einzelner Behandlungsschritte konfrontiert zu sein.

Für Kinder- und Jugendlichenpsychotherapeutinnen ergeben sich aus diesen Problemen aus meiner Sicht die folgenden praktischen Empfehlungen:

1. Die begleitende Psychotherapeutin sollte zu Beginn die Rahmenbedingungen der begleitenden Psychotherapie mit den Betroffenen und den Eltern klären. Dabei sollten sowohl der aktuelle Forschungsstand als auch die diskutierten Kontroversen vermittelt werden.
2. Es ist keine Schande, den Beteiligten zu vermitteln, dass die Psychotherapeutin mit eventuellen Indikationen eine große Verantwortung übernimmt und vor entsprechenden Entscheidungen für sich selbst Klarheit braucht. Dennoch sollten *das Selbstbestimmungsrecht und das Erleben der Betroffenen ohne Bewertung respektiert* werden.
3. Mehr noch als bei erwachsenen Transgender-Menschen kommt der Diagnostik bei Kindern und vorpubertären Jugendlichen besondere Bedeutung zu. In den Gesprächen und bei den vertiefenden Anamnesen sollte vor allem herausgearbeitet und mit den Betroffenen sowie den Eltern reflektiert werden, dass zwischen der erlebten Geschlechtsidentität und geschlechtstypischen Verhaltensweisen ein Unterschied besteht. Dies bedeutet, dass ein eventuelles geschlechtsatypisches Verhalten eines Kindes allein nicht die Annahme einer Geschlechtsinkongruenz rechtfertigt, oder einfacher ausgedrückt: *Ein Kind, welches sich nicht so verhält, wie es angesichts seines Geschlechts von ihm eventuell erwartet wird, ist deswegen noch lange nicht transgender.*
4. Die begleitende Psychotherapeutin sollte angesichts eventuell gewünschter geschlechtsangleichender Behandlungsmaßnahmen, wie beispielsweise die pubertätsaufhaltende Hormonbehandlung, darauf hinweisen, dass für eine diesbezügliche Entscheidung eine längere diagnostische Phase erforderlich ist. Dabei ist die *Stabilität der Geschlechtsinkongruenz zu klären und differenzialdiagnostisch von vorpubertären identitären Krisen abzugrenzen.* Hinsichtlich der geschlechtsangleichenden Behandlungsmaßnahmen kann bei Jugendlichen eine Indikation für eine *pubertätshemmende Hormonbehandlung* gestellt werden.[23] Dabei wird im Vergleich zur gegengeschlechtlichen Hormonbehandlung die weitere pubertäre Entwicklung gehemmt, ohne jedoch bereits eine gegenge-

23 Meyenburg und Richter-Unruh (2012) betonen jedoch, dass grundsätzlich auch schon vor dem 18. Lebensjahr weitere gegengeschlechtliche Behandlungsmaßnahmen (Operation) denkbar sind.

schlechtliche Entwicklung einzuleiten.[24] Ein späteres Absetzen dieser speziellen Hormonpräparate würde zum Einsetzen der Pubertät führen. Durch das Ausbleiben der geschlechtsspezifischen körperlichen Entwicklung im Zuweisungsgeschlecht werden Transjugendliche deutlich entlastet und spätere „Passing-Probleme" durch eine Ausbildung der körperlichen Geschlechtsmerkmale des Zuweisungsgeschlechts weitgehend eingeschränkt (vgl. hierzu die bereits im Abschnitt 4.3 zitierte Langzeitstudie von De Vries et al., 2014, oder Drescher & Byne, 2013). Dadurch gewinnen sowohl die Betroffenen als auch wir als begleitende und beratende Psychotherapeutinnen Zeit, sodass die Betroffenen hinsichtlich ihrer Geschlechtsidentität Sicherheit finden, ohne dass die als so bedrohlich erlebte körperliche Entwicklung voranschreitet. Meine Erfahrung aus der langjährigen Arbeit mit erwachsenen Transmenschen hat mir gezeigt, wie groß das Leid der Betroffenen vor allem hinsichtlich der körperlichen Entwicklung mit Beginn der Pubertät ist und wie viel Leid verhindert werden kann, wenn diese körperliche Entwicklung aufgehalten wird. Bosinski (2013) dagegen bestreitet die Diagnose „Transsexualität im Kindesalter", lehnt eine pubertätshemmende Hormonbehandlung ab und verweist auf Langzeitstudien (etwa Steensma et al., 2013), welche verdeutlichen würden, dass die entscheidende Phase für die Stabilität der im Kindesalter erlebten Geschlechtsinkongruenz das Einsetzen und der Abschluss der pubertären Körperentwicklung darstelle.

5. Die psychotherapeutische Begleitung von Transkindern sollte in Übereinstimmung mit allen Autoren *immer ergebnisoffen* sein. Es ist niemals Ziel, geschlechtsatypisches Verhalten zu beseitigen oder eine erlebte Geschlechtsinkongruenz zu „korrigieren". Dennoch ist es aber Zweck der Begleitung, die Möglichkeit, im Zuweisungsgeschlecht ein erfülltes Leben zu führen, zumindest offenzuhalten. Diesem Leitgedanken kann durch eine pubertätshemmende Hormontherapie durchaus Rechnung getragen werden, da einerseits irreversible Körperentwicklungen aufgehalten werden, diese andererseits aber zu jedem Zeitpunkt wieder fortgesetzt werden können. Vereinfacht ausgedrückt werden in keine Richtung „Fakten geschaffen" und es wird im Falle einer stabilen Geschlechtsinkongruenz späteres Leid verhindert. Gleichzeitig gewinnen alle Beteiligten Zeit, sich Klarheit zu verschaffen. Ergebnisoffen bedeutet zudem, dass die Betroffenen zu keinem Zeitpunkt zu irgendwelchen weiteren Behandlungsschritten oder allgemein Schritten im Transitionsprozess gedrängt werden sollten. Dies betrifft vor allem die Frage des Outings der Betroffenen im sozialen Umfeld. *Die Vor- und Nachteile eines frühen Outings sollten im Rahmen der psychotherapeutischen Begleitung erörtert werden.* Natürlich kann ein offener Umgang mit der Geschlechtsinkongruenz für die Betroffenen entlastend sein, andererseits

24 Die Verabreichung pubertätshemmender Hormonpräparate erfolgt aktuell lege artis ab einem Tanner-Stadium II, also kurz nach Beginn der pubertären Entwicklung. Meyenburg und Richter-Unruh (2012) betonen, dass die Reaktion auf den Beginn der pubertären Entwicklung ein wichtiges Indiz für die Persistenz der Geschlechtsinkongruenz darstellt.

erschwert es aber auch eine spätere Umkehr, sollte sich die Geschlechtsinkongruenz nicht als stabil erweisen. Schließlich können eventuell zu erwartende Diskriminierungen oder Zurückweisungen durch enge Bezugspersonen für die Betroffenen, in einer ohnehin schon von Krisen und Unsicherheiten geprägten Lebensphase, zusätzliche Risikofaktoren darstellen. Gleichwohl sollte thematisiert werden, dass bei Ausbleiben der – auch vom sozialen Umfeld – erwarteten pubertären Entwicklung soziale Irritationen entstehen können, welche durch ein Outing Erklärung finden.

Merke

Die psychotherapeutische Begleitung von Transkindern und vorpubertären Jugendlichen erfordert ein noch größeres Maß an Sensibilität als die von Erwachsenen. Eine entscheidende Frage ist, inwieweit die berichtete Geschlechtsinkongruenz sich im weiteren Verlauf als stabil erweist. Wichtige Indizien hierfür stellen die Reaktion auf die einsetzende pubertäre Entwicklung bzw. die damit erwarteten körperlichen Veränderungen, ein früher Beginn der berichteten Geschlechtsinkongruenz sowie die eindeutige Zuordnung der Betroffenen zum „anderen Geschlecht" dar.

6.4 Aufklärung und Information

Neben der grundsätzlichen Erstdiagnostik, wie sie bereits im Abschnitt 5.3 beschrieben wurde, beinhaltet das Erstgespräch stets auch die Aufklärung und Information des Hilfesuchenden.[25] Die Regelungen des Gesetzes zur Verbesserung der Rechte von Patientinnen und Patienten (kurz: Patientenrechtegesetz) sehen hierzu verbindliche Vorgaben vor, welche jedoch an die Besonderheiten bei der Begleitung von Transgender-Personen angepasst werden müssen. Tabelle 2 gibt hierzu eine Orientierungshilfe für die Praxis, die auf dem von mir praktizierten Vorgehen basiert. Im Anhang (vgl. auch Online-Materialien) findet sich zudem ein allgemeines Informationsblatt, das den Betroffenen ausgehändigt werden kann.

6.5 Vertiefende Exploration und Anamnese

Wie bereits mehrfach erwähnt, sehen die meisten der Orientierungshilfen, wie die S3-Leitlinie oder die BGA, den Schwerpunkt der psychotherapeutischen Begleitung im diagnostischen Prozess. Die S3-Leitlinie (DGfS, 2019) nennt hierzu

25 Auf Informationen zum Datenschutz oder zur Berichtspflicht etc. wird hier nicht näher eingegangen, da sich diese Vorgehensweise nicht von einer regulären Psychotherapie unterscheidet und als bekannt vorausgesetzt wird.

wichtige Themen, welche im Verlauf der Begleitung, oftmals vor weiteren Schritten, abgeklärt und besprochen werden sollten. Tabelle 3 gibt hierzu eine Übersicht.

Tabelle 2: Aufklärung und Information über die psychotherapeutische Begleitung im Transitionsprozess – Orientierungshilfe

Thema	Inhalt und Vorgehen
Diagnose	• Patientinnen und Patienten zunächst über die ICD-10-Diagnose F64.0 informieren und in diesem Zusammenhang die Notwendigkeit dieser Diagnosestellung im Hinblick auf weitere – gewünschte – Behandlungsschritte im Transitionsprozess betonen • ggf. über weitere gestellte Diagnosen informieren
Gesundheitliche Entwicklung	• Patientinnen und Patienten darüber informieren, dass der Psychotherapeut sie während des gesamten Transitionsprozesses psychotherapeutisch begleitet; in diesem Zusammenhang sollten die Regelungen der MDS-Begutachtungsanleitung (BGA) sowie die dort genannten zeitlichen Regelungen erwähnt werden • soweit andere Diagnosen gestellt wurden, sollten die Patientinnen und Patienten über die Möglichkeiten der Behandlung informiert werden (Psychotherapie beim behandelnden Psychotherapeuten, alternative Behandlungsmöglichkeiten wie beispielsweise stationäre Behandlungen oder Psychopharmaka)
Therapie und Behandlungsmaßnahmen	• Patientinnen und Patienten über die weiteren Schritte im Transitionsprozess und die Stellung von Indikationen durch den behandelnden Psychotherapeuten informieren und einen Ablauf der einzelnen Schritte vorschlagen • soweit andere Diagnosen gestellt worden sind, über entsprechende typische Behandlungsmethoden im Rahmen des eigenen Schwerpunktverfahrens informieren

Tabelle 3: Themen der vertiefenden Exploration und Anamnese (vgl. auch DGfS, 2019)

Thema	Inhalte
Psychosexuelle Entwicklung	wichtige Lebensereignisse bezüglich der Selbst- und Fremdwahrnehmung des subjektiven Geschlechts, Entwicklung der Geschlechtsinkongruenz, Selbsterkenntnis und eventuell bereits geschehene Offenbarungsprozesse, Beziehungserfahrungen, eventuell allgemeine Fragen zur bisher erlebten Sexualität

Tabelle 3: Fortsetzung

Thema	Inhalte
Soziale Situation	Beziehungen zur Herkunftsfamilie und Aufwuchsbedingungen (biografische Anamnese), aktuelle Lebenssituation (Wohnen, Arbeiten, Schule, soziale Integration), Partnerschaft, Zukunftsperspektiven, Kinderwunsch
Risiken und Ressourcen	Faktoren, welche den Leidensdruck erhöhen oder vermindern (Eltern, Familie, Freunde, Selbsthilfegruppen)
Körperliche Gesundheit	Abklärung einer eventuellen Intersexualität, Kontraindikationen oder Risikofaktoren für weitere Behandlungsmaßnahmen
Psychische Gesundheit	komorbide psychische Erkrankungen
Bisheriger Verlauf	Stabilität der Geschlechtsinkongruenz, bisherige Schritte im Transitionsprozess, eventuelle Vorbehandlungen

Typische Entwicklungsverläufe bei Transgender-Menschen?

Noch einmal sei betont, dass es den „typischen Transgender-Menschen" nicht gibt. Bei Transgender-Personen lässt sich – so wie dies für alle Menschen gilt – das gesamte Spektrum menschlicher Entwicklungsverläufe feststellen. Die verbindende Gemeinsamkeit unter ihnen ist jedoch die unveränderbare Gewissheit, nicht dem zugewiesenen Geschlecht anzugehören, und der Wunsch, diese innere Unstimmigkeit aufzulösen.

Gleichwohl vermag ich aus meinen bisherigen Erfahrungen aus der Arbeit mit Transgender-Menschen einen prototypischen Entwicklungsverlauf nachzuzeichnen, welcher zur ersten Orientierung herangezogen werden kann:

Kindliche Klarheit. Betroffene berichten, dass sie bereits als Kleinkinder ein atypisches Geschlechtsrollenverhalten gezeigt haben und auf Nachfrage angaben, sie seien Angehörige des „anderen" Geschlechts bzw. haben sich selbst so wahrgenommen.

Unbeschwertheit oder Demütigung. Werden Betroffene von ihrem Umfeld als Angehörige des „anderen" Geschlechts wahrgenommen, akzeptiert und von ihren Eltern „geschlechtsneutral" erzogen, verläuft die Kindheit meist unbeschwert. Werden die Betroffenen jedoch mit ihrem Zuweisungsgeschlecht und einem erwarteten „konformen Verhalten" konfrontiert, berichten viele Betroffene, dass sie dies als Demütigung erlebt und sich sozial zurückgezogen haben. Ein akzeptierendes Umfeld gilt zudem als Schutzfaktor im Hinblick auf die Entwicklung psychischer Auffälligkeiten.

Verunsicherung. Eine zunehmende Konfrontation mit dem Zuweisungsgeschlecht, beispielsweise im sozialen Umfeld oder bei körperlichen Aktivitäten, führt zur Verunsicherung und in der Folge eventuell zu Anpassungsverhalten.

Pubertäre Krise. Die präpubertäre Verunsicherung führt in nahezu allen Fällen zu einer pubertären Krise angesichts der körperlichen Entwicklung; gerade in dieser Phase nehmen komorbide psychische Erkrankungen zu oder entwickeln sich erstmals.

Internes Coming-out. Spätestens ab der Pubertät und der einsetzenden körperlichen Entwicklung beginnen viele Betroffene damit, ihre Geschlechtsidentität innerlich zu klären und sich über Ursachen zu informieren. Durch Recherchen setzen sie sich erstmals mit dem Phänomen des Transgender-Seins auseinander.

Akzeptanz, Ablehnung, Verdrängung. Nicht alle Betroffenen akzeptieren ihr „Transgender-Sein" sofort, einige lehnen es ab, versuchen sich dem Zuweisungsgeschlecht entsprechend anzupassen, bewerten sich selbst als homosexuell und dies als mögliche Ursache ihres Leidens. Das Ausmaß oder die Varianz der Reaktionen ist stark abhängig von den Reaktionen und Erwartungen des sozialen Umfelds.

Externes Coming-out. Akzeptieren die Betroffenen ihre Geschlechtsinkongruenz, beginnen sie damit, sich bei anderen Personen zu outen.

Aktivität und Information. Akzeptanz und erste Coming-out-Prozesse setzen eine zweite Phase der Suche nach Informationen in Gang. So finden viele Betroffene in dieser Phase den Weg in die begleitende Psychotherapie.

Transitionswunsch. Mit dem Wunsch nach Transition und Begleitung kommen die Betroffenen dann in die Praxis.

Transition. Im Verlauf der psychotherapeutischen Begleitung werden die einzelnen Schritte der Transition vorbereitet, eingeleitet sowie deren Wirkung reflektiert. Das Ziel der Transition legen die Betroffenen fest; dieses kann sich im Verlauf der Begleitung verändern. So gibt es einige Betroffene, die nach der endokrinologischen Behandlung keine weiteren Maßnahmen umsetzen möchten, oder andere, die den juristischen Weg gehen (TSG), aber keine medizinischen Maßnahmen wünschen. Wieder andere möchten alle Möglichkeiten der medizinischen und juristischen Transition nutzen.

Erleichterung, Abschluss oder „Aktivismus". Bereits die ersten Schritte in der Transition führen in nahezu allen Fällen zu einer Minderung des Leidensdruckes. Für viele Betroffene bildet der Abschluss der Transition, nach den geschlechtsangleichenden Operationen, auch einen inneren Abschluss des „Trans-Seins". Diese Gruppe der Betroffenen definiert sich selbst nicht mehr als transgender, sondern will als „Mann" oder „Frau" wahrgenommen werden, wie jede/jeder andere auch. Andere wiederum definieren sich lebenslang als „Transfrauen" oder „Transmänner", engagieren sich in Betroffenenverbänden oder betreiben durch Internetplattformen aufklärerische Arbeit.

6.6 Komorbide Störungen

Wie bereits im Abschnitt 4.3 erläutert, leiden Transgender-Menschen oftmals unter komorbiden psychischen Erkrankungen oder Symptomen. Tabelle 4 fasst die Differenzierung komorbider Erkrankungen noch einmal zusammen und leitet entsprechende Implikationen für die psychotherapeutische Begleitung ab.

Praxistipp

Schätzen Sie jedes Symptom oder Syndrom, welches Ihnen die Betroffenen schildern, in der Reflexion mit Ihrer Patientin oder Ihrem Patienten – beispielsweise anhand der folgenden Fragen – ein:

- Sehen Sie bezüglich Ihrer Ängste und Depressionen einen Zusammenhang zu Ihrer Geschlechtsinkongruenz?
- Bewirken Reaktionen anderer bezüglich Ihres Transgender-Seins die geschilderten Beschwerden bei Ihnen?
- Wie würden Sie Ihr individuelles Passing bezüglich Ihres erlebten Geschlechts einstufen?
- Wurden Sie von anderen nach Ihrem Outing abgelehnt oder ausgegrenzt?

Diese zur Selbstreflexion anleitenden Fragen können in Verbindung mit der vertiefenden Differenzialdiagnostik zu einer Klärung führen, inwieweit psychische Erkrankungen im Sinne eines „minority stress" verstehbar sind oder aber einer gesonderten psychotherapeutischen Behandlung bedürfen.

Praxistipp

Informieren Sie sich in jedem Fall über frühere ambulante oder stationäre Behandlungen Ihrer Patientinnen und Patienten und lassen Sie sich ggfs. Behandlungsberichte zusenden.

6.7 Alltagserfahrungen

Unter Alltagserfahrungen werden konkrete Lebenserfahrungen, die ein Betroffener in der erlebten Geschlechterrolle macht, verstanden. Dazu können das äußere Erscheinungsbild, das konkrete Verhalten im Alltag (beispielsweise welche Toi-

Tabelle 4: Komorbide Störungen und entsprechende psychotherapeutische Implikationen

Komorbide Störungen	Psychotherapeutische Implikationen
Psychische Erkrankungen, die sich unabhängig von der Geschlechtsinkongruenz zeigen	... bedürfen einer psychotherapeutischen Behandlung lege artis, also dem allgemein üblichen Vorgehen bei diesen Diagnosen entsprechend.
Psychische Erkrankungen, die sich als *Folge* der Geschlechtsinkongruenz zeigen	... erfordern ggfs. eine Krisenintervention, beispielsweise bei suizidalen Krisen oder starkem sozialen Rückzug. Im Allgemeinen kann jedoch hinsichtlich der Therapieplanung davon ausgegangen werden, dass diese Beschwerden sich im Verlauf deutlich verbessern oder ganz verschwinden.
Psychische Symptome, die allein auf *Passing*-Probleme zurückführbar erscheinen	... können durch eine intensive Reflexion der Wirkungsweisen der geschlechtsangleichenden Behandlungsmaßnahmen deutlich reduziert werden. Sind die Beschwerden das Resultat unerfüllter Erwartungen an die Wirkungsweisen der Behandlungsmaßnahmen, sind stützende Gespräche hilfreich. Sind die Beschwerden eine Reaktion auf vor den Behandlungsmaßnahmen bestehende „Passing-Probleme", kann überlegt werden, ob einzelne Behandlungsmaßnahmen (wie beispielsweise eine Laserepilation bei starker Körperbehaarung) eventuell vorgezogen werden. In allen Fällen sind Behandlungstechniken der akzeptanzorientierten Psychotherapie hilfreich.
Psychische Erkrankungen, die sich im *Verlauf* des Transitionsprozesses erstmals zeigen	... können Passing-Probleme betreffen (in diesem Fall siehe das oben beschriebene Vorgehen), aber auch Reaktionen auf negative Erfahrungen im Outing-Prozess sein (vgl. hierzu den Abschnitt 6.7).

lette jemand aufsucht), aber auch das öffentliche Auftreten allgemein und das Auftreten im sozialen Umfeld als „Mann" oder „Frau" gezählt werden (also etwa, wie jemand angesprochen wird oder unter welchem Vornamen er/sie auftritt).

Die Bedeutung der Alltagserfahrungen wird in Fachkreisen, bei Kostenträgern und vor allem bei Betroffenen zuweilen sehr emotional und kontrovers diskutiert. Dabei erscheint ihre Sinnhaftigkeit unbestritten, insbesondere in Bezug auf die konkrete Umsetzung der als zugehörig erlebten Geschlechterrolle im Alltag (vgl. hierzu die beiden prototypischen Fallkonstellationen im Abschnitt 6.2). Strittig – und vor allem von Betroffenenverbänden abgelehnt – ist die zwingende psychotherapeutische Begleitung der Alltagserfahrungen von einer bestimmten Dauer als Voraussetzung für weitere Schritte im Transitionsprozess.

Die erwähnte kontroverse Diskussion der Notwendigkeit, Sinnhaftigkeit, aber vor allem der konkreten Umsetzung und des Zeitpunktes der Alltagserfahrungen schlägt sich auch in teilweise sehr unterschiedlichen Sichtweisen der AWMF-S3-Leitlinie und der BGA nieder. Die AWMF-Leitlinie betont dabei, dass „heute ein weitaus größerer Teil der Behandlungssuchenden bereits vor Beginn einer transitionsunterstützenden Behandlung die angestrebte geschlechtliche Rolle im sozialen Umfeld lebt und Alltagserfahrungen mitbringt (vgl. European Union Agency for Fundamental Rights, 2014)“ (DGfS, 2019, S. 46). Dies müsse in der Behandlungspraxis berücksichtigt werden; so könnten die Ziele von psychotherapeutisch reflektierten Alltagserfahrungen sehr unterschiedlich sein.

Bei betroffenen Personen ohne Alltagserfahrungen könnten gemäß der AWMF-Leitlinie im Rahmen der psychotherapeutischen Begleitung entsprechende Ängste bewältigt und therapeutisch bearbeitet werden. Zentrale Aspekte wären dann etwa, sich in der erlebten Geschlechtsrolle zu behaupten, Abhängigkeitsgefühle zu reduzieren, aber auch Klarheit zu gewinnen, welche weiteren Schritte im Transitionsprozess erfolgen sollten. Unbedingt vermieden werden sollten jedoch „Diskriminierungserfahrungen und andere Nachteile und möglicherweise damit einhergehende psychische Belastungen“ (DGfS, 2019, S. 46). Dies beziehe sich gemäß der AWMF-Leitlinie vor allem darauf, dass eine noch typisch männliche oder weibliche äußere Erscheinung erst zu diskriminierenden Alltagserfahrungen führen könne und daher Entscheidungen für geschlechtsangleichende Maßnahmen (wie z. B. Hormonbehandlung, Entfernung der Gesichtsbehaarung oder Mastektomie) „nicht von Alltagserfahrungen abhängig gemacht werden“ sollten, da diese körpermodifizierenden Behandlungen einen „gesundheitsfördernden Wert“ hätten und eine realistische Alltagserfahrungen erst ermöglichen (DGfS, 2019, S. 47).

Betroffenen, welche hingegen bereits Alltagserfahrungen sammeln konnten, sollte im Rahmen der psychotherapeutischen Begleitung ein Angebot gemacht werden, diese zu reflektieren und mögliche Diskriminierungs- oder auch positive Erfahrungen zu bearbeiten. Stets sollte die Entscheidung für ein Leben in der individuellen Geschlechtsrolle sowie dessen konkrete Ausgestaltung den Betroffenen überlassen werden. Dabei können übergeordnete Ziele von Alltagerfahrungen sein, „sich sowohl in der angestrebten, individuellen geschlechtlichen Rolle sowie in Ausprägung und Zielrichtung der Transition zunehmend sicher zu fühlen als auch einen differenzierten und voll informierten Entscheidungsprozess der Behandlungssuchenden für oder gegen körpermodifizierende Behandlungen im Zuge der Transition zu fördern (vgl. Garcia Nuñez & Nieder, 2017). (DGfS, 2019, S. 47)

Fehlende oder unzureichende, enttäuschende Alltagserfahrungen als Ursache für Retransitionswünsche heranzuziehen, erscheint meines Erachtens nicht zielführend, auch angesichts der sehr geringen Prozentzahlen solcher Wünsche (vgl. Kasten).

Exkurs: Retransitionswunsch

Unter dem Wunsch nach einer Retransition wird im Zusammenhang mit transgender der Wunsch verstanden, einzelne oder sogar alle Schritte im Transitionsprozess wieder rückgängig zu machen. Dieser Wunsch ist insgesamt sehr selten und liegt bei allen Betroffenen im unteren einstelligen Prozentbereich (vgl. hierzu etwa Pfäfflin, 1992, oder Landén et al., 1998).

Ursächlich für den Retransitionswunsch ist fast nie, dass sich im Nachhinein die Geschlechtsinkongruenz vollständig auflöst. Wenn überhaupt, dann liegt eher eine Fehleinschätzung bezüglich der eigentlichen Geschlechtsidentität vor (vgl. hierzu das in Kapitel 2.2 geschilderte Fallbeispiel von Herrn B.). Problematisch erscheinen dagegen schwere komorbide psychische Erkrankungen, welche ein Leben im Geschlecht nach der Transition verunmöglichen, Unzufriedenheit mit den Ergebnissen der vor allem chirurgischen Behandlungsmaßnahmen und auch mangelnde Alltagserfahrungen.

Um Enttäuschungen oder gar Traumatisierungen im Sinne einer Zunahme des „minority stress" zu verhindern oder zumindest so gering wie möglich zu halten, empfiehlt es sich, im Gespräch mit den Patientinnen und Patienten schon zu Beginn der begleitenden Psychotherapie die im folgenden Kasten aufgeführten alltagsbezogenen Themen zu reflektieren und ggfs. vorzubereiten und einzuleiten. Dabei wird es vor allem um das Coming-out im sozialen Umfeld gehen.

Alltagsbezogene Themen bei der psychotherapeutischen Begleitung von Transgender-Menschen

- Identitätsfindung: Wer bin ich?
- Internes Coming-out: Ich weiß, ich bin transgender
- Externes Coming-out: Ich teile mein Transgender-Sein anderen mit

Es ist sicher unstrittig, dass Personen, die hinsichtlich ihres Coming-out-Prozesses noch Unsicherheiten bezüglich ihrer eigenen Identität oder der Bereitschaft zum Coming-out im sozialen Umfeld aufweisen, einen größeren Bedarf an psychotherapeutischer Begleitung haben als jene, die bereits vor Beginn der Behandlung im identitären Geschlecht leben. Niemals sollten die Betroffenen jedoch zu „Alltagserfahrungen" dieser oder jener Art gedrängt oder gar darauf verwiesen werden, dass es ohne Alltagserfahrungen keine Hormone oder Operation gäbe. Vielmehr sollte zunächst gemeinsam überlegt werden, wie die individuellen Vorstellungen der Betroffenen vom Leben im identitären Geschlecht überhaupt sind.

Es erscheint mir unethisch und höchst fraglich, von jemandem zu erwarten oder gar zu verlangen, beispielsweise „Frauenkleider" zu tragen oder sich überall zu outen. Unsere Aufgabe als begleitende Psychotherapeutinnen ist es einzig, die Betroffenen darüber aufzuklären, dass beispielsweise ein fehlendes Coming-out bei einsetzenden Wirkungen der gegengeschlechtlichen Hormonbehandlung zu Irritationen im Umfeld führen könnte, wenn das Umfeld eben nicht „Bescheid weiß". Das Selbstbestimmungsrecht gebietet dann jedoch, dass allein die Betroffenen die Entscheidung fällen.

Praxistipp

Unterstützung beim Coming-out kann beispielsweise auch durch einen „Runden Tisch", also mit Patient, Therapeutin und anderen Personen (Eltern, Familie, Schule, Arbeitsplatz), erfolgen.

Die AWMF-S3-Leitlinie nennt verschiedene Zielsetzungen der psychotherapeutisch reflektierten Alltagserfahrungen (DGfS, 2019, leicht modifiziert):

- Thematisierung von Ängsten bezogen auf Geschlechtsrolle und Geschlechtsrollenerwartungen,
- Selbstwertstabilisierung und Reflexion positiver und negativer Alltagserfahrungen,
- Entwicklung einer Perspektive im Hinblick auf die weitere Transition.

6.8 Indikationen für weiterführende Behandlungsmaßnahmen

Der Behandler ist ein begleitender Berater, der immer wieder auch diagnostisch-gutachterliche Aufgaben erfüllen muss, weil dies im Transitionsprozess so vorgesehen ist. Der Betroffene bedarf dabei sehr viel Ermutigung, aber keiner Überforderung. Oft benötigt er in der Auseinandersetzung mit seiner Krankenversicherung auch Unterstützung.

Sowohl die AWMF-S3-Leitlinie als auch die BGA betonen die herausragende Bedeutung der begleitenden Psychotherapeuten und benennen sie als verantwortlich und berechtigt, Empfehlungen zur Notwendigkeit (Indikation) weiterführender Behandlungsmaßnahmen im Transitionsprozess abzugeben. Als mögliche „geschlechtsangleichende Maßnahmen", deren Kosten durch die Krankenversicherung übernommen werden können, listet die BGA auf (diese werden in Kapitel 7 näher erläutert):

- gegengeschlechtliche Hormonbehandlung,
- Epilationsbehandlung (Gesicht/Hände) bei Mann-zu-Frau-Transgender,
- Mastektomie oder Mammaaugmentation (Brustvergrößerung, Brustaufbau),

- genitalangleichende operative Maßnahmen,
- Stimm-, Sprech- und Sprachtherapie.

Als begleitende Behandlerinnen und Behandler sollten wir uns unserer Verantwortung mit der Indikationsstellung bewusst sein und diese auch den Betroffenen gegenüber kommunizieren. Schließlich sollten wir selbst – auch wenn dies fachärztlich noch einmal erfolgen wird – die Betroffenen über die Auswirkungen der einzelnen Behandlungsmaßnahmen informieren und weitere fachärztliche Abklärungen von ihnen erbitten. Tatsächlich kann ich aus meiner Erfahrung berichten, dass eine nicht geringe Zahl betroffener Transmänner bis zum Beginn der begleitenden Psychotherapie noch nie bei einer gynäkologischen Untersuchung war und so manche Betroffene bis dato nicht mit ihrem Hausarzt über die Geschlechtsinkongruenz gesprochen hat.

Merke

Die weitere fachärztliche Abklärung umfasst die mindestens einmalige Untersuchung durch eine Gynäkologin bzw. einen Urologen. Darüber hinaus ist eine hausärztliche Anbindung wichtig.

Das Indikationsschreiben

Die AWMF-S3-Leitlinie (DGfS, 2019, S. 48) formuliert die Anforderungen an ein Indikationsschreiben. Folgende Angaben sollten enthalten sein:

1. die der Behandlung zugrunde liegende Diagnose,
2. eine Aussage zu den ggfs. begleitenden psychischen Störungen,
3. die jeweils empfohlene Behandlung,
4. die Informiertheit über die Diagnose,
5. die Informiertheit über alternative Optionen der Behandlung(en),
6. die Informiertheit über die Wirkung der geplanten Behandlung.

Nach der BGA werden weitere Informationen gefordert und die o.g. Anforderungen an ein Indikationsschreiben um folgende Punkte ergänzt:

- Angaben über eine ausreichende psychosoziale Stabilität,
- Einschätzung der Fähigkeit der Person zur realistischen Einschätzung der Möglichkeiten und Grenzen der geplanten Maßnahme,
- Angaben zur Zweckmäßigkeit der geplanten Maßnahme,
- Aussagen zu einer geplanten transitionsbegleitenden Nachsorge aus psychosozialer Sicht.

Initial ist in nahezu allen Fällen die Indikation für eine sogenannte gegengeschlechtliche Hormonbehandlung zu stellen. Mit diesem Indikationsschreiben stellt sich die Betroffene in einer endokrinologischen Praxis vor, wird dort fachspezifisch untersucht, aufgeklärt und erhält dann von dort ihr Rezept für die entsprechenden Hormone. Ein Beispiel für ein Indikationsschreiben, das als Vorlage genutzt werden kann, findet sich im Anhang (vgl. auch Online-Materialien).

Praxistipp

Bauen Sie sich Schritt für Schritt ein Netzwerk von kooperierenden Kolleginnen und Kollegen auf. Dies vereinfacht die Arbeit für Sie selbst und erleichtert den Betroffenen den Zugang zu den Schritten im Transitionsprozess. Empfehlenswert ist in jedem Fall eine Kooperation mit einer oder zwei endokrinologischen Praxen in Ihrem Umfeld. Darüber hinaus können Sie auch mit Chirurgen oder spezialisierten Kliniken zusammenarbeiten. Schließlich bieten einige Betroffenenverbände umfangreiches Informationsmaterial und teilweise auch Beratungen an. Eine sehr gute Möglichkeit der Kooperation und Vernetzung stellt beispielsweise ein von der Kassenärztlichen Vereinigung (KV) zertifizierter „Qualitätszirkel" dar.

6.9 Ausschleichende Begleitung

Sind die vom Betroffenen gewünschten geschlechtsangleichenden Maßnahmen abgeschlossen, ist der gemäß der BGA vorgegebene „Pflichtteil" der psychotherapeutischen Begleitung erfüllt. Tatsächlich schlägt sich dies auch in der Frequenz der Sitzungen und dem Bedarf der Betroffenen nach Psychotherapie deutlich nieder. Je weiter der Transitionsprozess vorangeschritten ist, desto seltener finden Gespräche statt oder werden von den Betroffenen erbeten. Das Selbstbestimmungsrecht der Betroffenen gebietet es, den Wunsch nach Beendigung der Psychotherapie oder zumindest die Möglichkeit, selbst zu entscheiden, ob und wann noch Gespräche stattfinden sollen, zu respektieren. Ein solches Vorgehen berücksichtigt auch die Entpathologisierung von transgender- und non-binären Menschen. Immer sollte aber angeboten werden, bei Bedarf auch weiterhin für Unterstützung zur Verfügung zu stehen. Die Spannbreite reicht dabei von Betroffenen, die vielleicht ihr ganzes Leben lang psychotherapeutische Unterstützung benötigen und sich stetig über ihr „Anderssein" definieren werden, bis hin zu jenen, die nach allen gewünschten geschlechtsangleichenden Maßnahmen einschließlich Operationen endlich ein „normales Leben" als Frau oder Mann leben wollen und dabei keiner weiteren Unterstützung mehr benötigen.

6.10 Psychotherapeutische Begleitung von non-binären Menschen

Die BGA sieht ausdrücklich keine Regelungen für non-binäre Menschen vor. Dies verunmöglicht – oder erschwert es zumindest –, eventuell gewünschte geschlechtsangleichende Maßnahmen als Leistung von der Krankenversicherung zu erhalten. Das führt dazu, dass viele non-binäre Menschen ihre Non-Binarität nicht offen mitteilen (z.B. aus Sorge darüber, keine Mastektomie zu erhalten, obwohl der Betroffene unter seiner Brust leidet, welche ihn als Frau definiert, er seinem Erleben nach aber keine Frau ist).

Praxistipp

Kommunizieren Sie Ihren Patientinnen und Patienten, dass man heute davon ausgehen kann, dass es mehr als zwei Geschlechter gibt und zumindest ein kleiner Prozentsatz der Menschen sich weder als männlich noch als weiblich definiert. Fragen Sie, wie sehr (eventuell dimensional auf einer Skala) Ihre Patienten sich einem der beiden Geschlechter zuordnen würden.

Sollte sich herausstellen, dass die Geschlechtsidentität nicht eindeutig binär ist, muss dies mit den Betroffenen reflektiert werden, vor allem im Hinblick darauf, dass eine Transition im Nachhinein dann nicht als zufriedenstellend erlebt werden könnte, aber eben in vielen Punkten auch nicht mehr reversibel ist.

Diskutieren Sie gemeinsam alternative Vorgehensweisen. Beispielsweise ließe sich die „abgelehnte weibliche Brust" auch über eine kosmetische Operation entfernen und eine Kostenübernahme mit einem psychischen Leidensdruck rechtfertigen.

In der Praxis benötigen non-binäre Menschen viel mehr „wirkliche" psychotherapeutische Unterstützung als Transgender-Menschen; ist doch die begleitende Psychotherapie für letztere oft nur ein „notwendiges Übel" oder eine formale Voraussetzung für weitere Maßnahmen. Es wurde bereits an anderer Stelle darauf hingewiesen, wie sehr unsere Gesellschaft immer noch in der Binarität der Geschlechter verhaftet ist und wie schwer es daher auch den aufgeklärtesten Menschen fallen wird, zu akzeptieren, dass ihr Gegenüber weder Mann noch Frau ist. Folglich wird ein non-binärer Mensch, je mehr „er" sich wünscht, in „seiner" Non-Binarität akzeptiert, respektiert und – in der Kommunikation – angesprochen zu werden, auch mehr Auseinandersetzung und Konflikte erleben. Dabei stehen wir heute noch an einem Punkt, an dem jeder non-binäre Mensch auch ein Botschafter der geschlechtlichen Vielfalt ist, wenn „er" nicht akzeptieren will, zweigeschlechtlich kategorisiert zu werden. Wenn wir aber von unseren Patientinnen und Patienten erwarten, Botschafter in ihrer eigenen Sache zu sein, dann ist es unsere ethisch-moralische Pflicht, dies auch zu sein.

7 Schritte im Transitionsprozess

Sobald die Betroffene erst einmal beim begleitenden Psychotherapeuten „angekommen“ ist, ist oft schon der erste und wichtigste Schritt getan. Viele Betroffene sind gut informiert und haben oft auch ganz konkrete Vorstellungen davon, wie es jetzt weitergehen soll. Die einzelnen weiteren Schritte im Transitionsprozess sollen in diesem Kapitel dargestellt werden. Die Abfolge der einzelnen Behandlungsmaßnahmen wird weitgehend verbindlich durch die BGA vorgegeben, wobei – wie bereits berichtet – grundsätzlich ein Abweichen von der empfohlenen Reihenfolge, bei entsprechender Begründung, möglich ist. Dennoch empfehle ich meinen Patientinnen und Patienten, sich an die folgende Reihenfolge im Transitionsprozess zu halten, da so erfahrungsgemäß ein möglichst reibungsloser und zügiger Ablauf gewährleistet ist. Zur groben Orientierung sei gesagt, dass vom Beginn der psychotherapeutischen Begleitung bis zum Abschluss aller möglichen Behandlungsmaßnahmen ein Zeitraum von ein bis zwei Jahren anzunehmen ist.

Empfohlene Reihenfolge der Schritte im Transitionsprozess

1. Beginn der begleitenden Psychotherapie
2. Beginn der Hormonbehandlung
3. Beantragung der Namens- und Personenstandsänderung
4. geschlechtsangleichende Operationen
5. weitere Behandlungsmaßnahmen

7.1 Hormonbehandlung

Zwar betont die BGA eine Diagnostikphase von mindestens sechs Monaten, bevor überhaupt an weitere Behandlungsmaßnahmen zu denken sei. In der Praxis kann dieser Zeitraum erfahrungsgemäß jedoch meist deutlich verkürzt und bereits nach drei Monaten mit der Einleitung der Hormonbehandlung begonnen werden.

Nahezu alle Betroffenen erwarten den Beginn der Hormonbehandlung fast sehnsüchtig, wissen sie doch meist genau, was damit verbunden ist. Dann nämlich passt sich der bisher als so unangenehm erlebte Körper des Zuweisungsgeschlechts erstmalig an das erlebte Geschlecht an. Tatsächlich ist die Phase nach der erstmaligen Applikation des geschlechtstypischen Hormons (vgl. Kasten) dem Beginn und Verlauf einer zweiten Pubertät vergleichbar. Der Transfrau wächst eine Brust, die Körperproportionen verweiblichen sich, ein eventuell hormonell bedingter Haarausfall wird gestoppt, der Bartwuchs reduziert sich. Daneben muss jedoch auch darüber informiert werden, dass sowohl der Sexualtrieb sich vermindert als auch die Erektionsfähigkeit zurückgeht und es schließlich zur Zeugungsunfähigkeit kommen kann. Der Transmann dagegen kommt tatsächlich in den Stimmbruch, es setzt ein Bartwuchs ein und auch die Körperbehaarung nimmt deutlich zu. Es kommt zu einer Vergrößerung der Klitoris, die dann in einigen Fällen einem Penis sehr ähnelt.

Hormonpräparate

Männer und Frauen schütten sowohl männliche als auch weibliche Sexualhormone aus. Unterschiedlich ist lediglich die Konzentration der Hormone. Durch die Gabe von Hormonpräparaten wird diese Konzentration an die Normwerte des Identitätsgeschlechts angeglichen. Bei einer initialen Feststellung des Hormonhaushaltes sollte ein Transgender-Mensch einen seinem biologischen Geschlecht entsprechenden Normwert hinsichtlich der einzelnen Sexualhormone aufweisen. Bei Transfrauen wird zusätzlich zu einem Estrogenpräparat meist Androcur[26] verabreicht, um die Testosteronproduktion zu dämpfen.

Hormonpräparate sind:
- Testosteron, als Gel oder intramuskulär injiziert
- Androcur, als Tablette
- Estradiol, als Tablette oder Gel

Irreversible Wirkungen der Hormonpräparate:
- Estrogene – Brustwachstum
- Testosteron – Klitoriswachstum, Stimmbruch, Körperbehaarung

Obgleich es natürlich letztlich der Endokrinologin obliegt, die Patientinnen über die exakten erwünschten, aber ggfs. auch unerwünschten Wirkungsweisen der Hormonpräparate aufzuklären, ist es auch die Aufgabe des begleitenden Psychotherapeuten, vorab darüber zu informieren (zur Orientierung vgl. Tab. 5 und Tab. 6). Meiner Erfahrung nach nehmen die Betroffenen die (drohende) Zeugungsunfähigkeit sowie die verminderte Sexualität zumindest billigend in Kauf; in vielen Fällen berichten die Betroffenen ohnehin, dass sie bisher keine erfüllende Sexualität erlebt haben. Dennoch werden vereinzelt auch Wünsche nach eigenen Kindern geäußert. Hier besteht die Möglichkeit, Spermien oder Eizellen vor Beginn der Hormonbehandlung zu konservieren. Zudem erachte ich ein offe-

26 Dessen Wirkstoff Cyproteron acetat ist ein verwandter Stoff zum weiblichen Geschlechtshormon Gestagen.

nes Gespräch über Sexualität und Erwartungen an eine zukünftige Sexualität für sinnvoll, so sehr es auch für beide Seiten schambesetzt sein mag. Immerhin ist Sexualität Teil des Lebens und der Identität, und alle Behandlungsmaßnahmen haben einen teilweise auch irreversiblen Einfluss auf das spätere Sexualleben der Betroffenen. Die Entscheidung darüber, ob Sexualität ein Thema der Gespräche im Rahmen der begleitenden Psychotherapie ist, obliegt jedoch den Betroffenen und ihrem Selbstbestimmungsrecht.

Schließlich ist es wichtig, die Betroffenen darüber zu informieren, dass die erwarteten Wirkungen individuell sehr unterschiedlich ausfallen können. Dies schon allein deshalb, um Enttäuschungen abzufedern, wenn beispielsweise doch kein Bartwuchs einsetzt. Alles in allem sind die körperlichen Veränderungen vergleichbar denen einer „normalen" Pubertät; zudem hat nicht jeder biologische Mann einen starken Bartwuchs oder Haare auf der Brust. Erhöhte, eventuell unrealistische Erwartungen an die Wirkeffekte der Hormontherapie erhöhen zudem das Risiko für weitere psychische Belastungen.

Besondere Aufmerksamkeit aus psychotherapeutischer Sicht sollte den affektiv-emotionalen Veränderungen gewidmet werden. Beide Hormongruppen (Estrogene und Testosteron) können zu massiven Stimmungsschwankungen führen, welche – ähnlich wie bei Jugendlichen in der Pubertät – von den Betroffenen gar nicht wahrgenommen werden. Diesbezüglich fordere ich die Betroffenen auf, vorab auch ihr Umfeld zu bitten, darauf zu achten, und regelmäßig Rücksprache mit Familie, Partnern oder Freunden zu suchen. In der Psychotherapie eruiere ich diese Eindrücke spätestens vier Wochen nach Beginn der Hormonbehandlung.

Tabelle 5: Körperliche Wirkungen von feminisierenden Hormonbehandlungen mit Antiandrogenen und Estrogen (nach Hembree, 2009, zit. nach WPATH, 2012; Schätzungen entsprechend veröffentlichter und nicht veröffentlichter klinischer Beobachtungen)

Körperliche Wirkung	Wirkungsbeginn	Maximale Wirkung
Weichere und weniger fette Haut	3–6 Monate	unbekannt
Umverteilung des Körperfetts	3–6 Monate	2–5 Jahre
Abnahme der Muskelmasse und -kräftigkeit	3–6 Monate	1–2 Jahre[a]
Verdünnung und Abnahme der Körper- und Gesichtsbehaarung	6–12 Monate	≥ 3 Jahre[b]
Verminderte Glatzenbildung	1–3 Monate	1–2 Jahre[c]
Brustwachstum	3–6 Monate	2–3 Jahre
Abnahme des Hodenvolumens	3–6 Monate	2–3 Jahre

Tabelle 5: Fortsetzung

Körperliche Wirkung	Wirkungsbeginn	Maximale Wirkung
verminderte Libido	1–3 Monate	1–2 Jahre
Verminderte spontane Erektionen	1–3 Monate	3–6 Monate
Verminderte Spermienproduktion	unterschiedlich	unterschiedlich
Erektile Dysfunktion	unterschiedlich	unterschiedlich

Anmerkungen: a = hängt stark vom Ausmaß der körperlichen Bewegung ab; b = eine komplette Entfernung der männlichen Gesichts- und Körperbehaarung erfordert entweder eine Elektrolyse oder Laserbehandlung oder beides; c = kein Nachwachsen, Haarverlust wird nur gestoppt

Tabelle 6: Körperliche Wirkungen von maskulinisierenden Hormonbehandlungen mit Testosteron (nach Hembree, 2009, zit. nach WPATH, 2012, Schätzungen entsprechend veröffentlichter und nicht veröffentlichter klinischer Beobachtungen)

Körperliche Wirkung	Wirkungsbeginn	Maximale Wirkung
Hautverfettung/Akne	1–6 Monate	1–2 Jahre
Umverteilung des Körperfetts	3–6 Monate	2–5 Jahre
Zunahme der Muskelmasse und -kräftigkeit	6–12 Monate	2–5 Jahre[a]
Gesichts- und Körperbehaarung	3–6 Monate	3–5 Jahre
Haarausfall am Kopf	≥ 12 Monate[b]	unterschiedlich
Ausbleiben der Regelblutung	2–6 Monate	–
Vergrößerung der Klitoris	3–6 Monate	1–2 Jahre
vaginale Atrophie	3–6 Monate	1–2 Jahre
Stimme wird tiefer	3–12 Monate	1–2 Jahre

Anmerkungen: a = hängt stark vom Ausmaß der körperlichen Bewegung ab; b = hängt stark vom Alter und der Vererbung ab

7.2 Beantragung der Namens- und Personenstandsänderung

Auch wenn die Namens- und Personenstandsänderung weitgehend unabhängig vom medizinisch-psychotherapeutisch begleiteten Transitionsprozess ist und eher formal-juristische Aspekte berührt, so stellt sie für die Betroffenen doch einen ganz entscheidenden Schritt dar. Darüber hinaus fordern viele Krankenversicherungen von ihren Versicherten die Vorlage der zwei Gutachten aus dem Verfahren zur Namens- und Personenstandsänderung an, zumindest dann, wenn sie über die Kostenzusage für geschlechtsangleichende Operationen zu entscheiden haben (dieses Vorgehen wird in der BGA als möglich, jedoch nicht als zwingend erforderlich angesehen). Aus diesem Grund empfehle ich meinen Patientinnen und Patienten, die Änderung des Vornamens und Personenstandes vor den geschlechtsangleichenden Operationen abzuschließen. Dahinter steckt auch ein argumentativer Gedanke, den ich in meinen entsprechenden Indikationsschreiben aufgreife: Denn die Notwendigkeit und der Leidensdruck als Voraussetzung für diese Operationen, wie beispielsweise die Mastektomie, lassen sich natürlich bei einem formal-juristisch betrachteten Mann deutlich besser rechtfertigen.

Die Namens- und Personenstandsänderung muss die Betroffene formlos oder mittels eines bereitgestellten Formulars beim zuständigen Amtsgericht (vgl. hierzu Abschnitt 3.1) beantragen. Dem Antrag sind weitere Dokumente beizufügen (vgl. Kasten). Die Betroffene nennt ihren zukünftigen Vornamen und kann auch die beiden Gutachter als Wunsch benennen. Einer dieser Gutachter kann auch der begleitende Psychotherapeut sein.[27]

Erforderliche Unterlagen für die Namens- und Personenstandsänderung

- (formloser) schriftlicher Antrag
- Geburtsurkunde
- Kopie eines Ausweisdokumentes
- aktuelle Meldebescheinigung
- ein aktuelles Bild
- Lebenslauf/Transgender-Werdegang
- (ggf. Antrag auf Prozesskostenhilfe; empfehlenswert bei gering verdienenden Patienten)

Grundsätzlich ist es den Antragstellenden auch möglich, nur den Vornamen oder nur den Geschlechtseintrag ändern zu lassen. In der Praxis macht dies aber meist keinen Sinn. Meiner Erfahrung nach wünschen sich fast alle Betroffenen auch einen neuen Vornamen. Beeindruckt hat mich dabei ein Fall aus meiner Praxis, in welchem der Betroffene diese Wahl, wie damals bei seinem ersten Vornamen, seinen Eltern überlassen hat.

Besondere Unterstützung benötigen die Betroffenen meist bei der Erstellung des geforderten Lebenslaufes/Transgender-Werdegangs. Im Wesentlichen ist dieses Dokument nichts anderes als eine Zusammenfassung der Ergebnisse der in den

27 Siehe hierzu das Beispielgutachten im Abschnitt 8.2.

Abschnitten 6.4 bis 6.7 erläuterten Anamnesen und der psychotherapeutischen Begleitung. Die dgti empfiehlt auf ihrer Internetseite gar eine persönliche Selbstreflexion. Auch für die begleitende Behandlung kann schon zu Beginn eine Art selbstreflexiver Lebenslauf als „Hausaufgabe“ hilfreich sein.

Leitgedanken für den „Transgender-Lebenslauf“

- Was ist meine erste bewusste Erinnerung daran, dass ich mich dem anderen Geschlecht zugehörig empfinde, und um welches Erlebnis handelt es sich dabei genau?
- Wie hat mein Umfeld, meine Familie, meine Freunde, damals reagiert?
- Was habe ich dann getan? Zum Beispiel: Habe ich mich angepasst oder mich gegen Geschlechtsrollenstereotype gewehrt?
- Wie habe ich die Pubertät erlebt?
- Wann habe ich für mich selbst erkannt, dass ich transgender bin?
- Wann habe ich mich geoutet?
- Wann habe ich die begleitende Psychotherapie begonnen?
- Beschreibung der weiteren Schritte im Transitionsprozess

7.3 Operative Maßnahmen und ergänzende Behandlungsmaßnahmen

Welche weiteren Behandlungsmaßnahmen möglich sind, wurde bereits in den Abschnitten 3.4 und 6.8 erläutert. Die Inanspruchnahme weiterer geschlechtsangleichender Behandlungsmaßnahmen ist individuell sehr unterschiedlich. Einen sehr guten Überblick über alle Behandlungsmaßnahmen liefert, mit zahlreichen Abbildungen, der *Therapieleitfaden Transsexualität* von Stalla und Auer (2015).

Nahezu alle Transmänner wünschen sich eine Mastektomie, da in ihrem Selbstverständnis die Brust einerseits die vermeintliche Weiblichkeit definiert und andererseits die Brust von Beginn an als belastend erlebt wird. Eine große Zahl der Transfrauen wünscht sich zudem die Entfernung von Penis und Hoden.

Meiner Erfahrung nach informieren sich die Betroffenen in der Regel selbstständig über Kliniken und Chirurgen, vereinbaren Informationsgespräche und tauschen sich mit anderen Betroffenen über deren Erfahrungen aus. Tatsächlich rate ich als begleitender Psychotherapeut auch davon ab, einen bestimmten Chirurgen oder eine bestimmte Klinik zu empfehlen, da die Operationen leider nicht immer zum gewünschten ästhetischen Ergebnis führen. In jedem Fall sollten die Betroffenen hierüber informiert und schon deshalb darin bestärkt werden, die beabsichtigten Operationen wohlüberlegt und erst nach einem intensiven Reflexionsprozess anzugehen. Eine Orientierung bietet hier erneut die AWMF-S3-Leitlinie.

Vor allem für Transfrauen gestaltet sich der gesamte Transitionsprozess im Hinblick auf ein „gutes Passing“ schwierig. Während Transmänner meist durch die gegengeschlechtliche Hormonbehandlung eine fast vollständige zweite, nunmehr männliche Pubertätsentwicklung durchlaufen und sich schließlich mit der Mastektomie ein nahezu idealtypischer männlicher Körper zeigt, verändert sich der Körper einer Transfrau – mit Ausnahme eines Brustwachstums – fast kaum. Daher wünschen sich Transfrauen in aller Regel deutlich mehr ergänzende Behandlungsmaßnahmen. Zu nennen sind dabei vor allem die Laserepilation der Bart- und Körperbehaarung sowie gelegentlich eine phonochirurgische oder logopädische Stimmbehandlung. Stimmfrequenzveränderungen durch die Hormonbehandlungen konnten – im deutlichen Gegensatz zu Transmännern – bei Transfrauen nicht festgestellt werden (vgl. hierzu neben Stalla & Auer, 2015, die Überblicksarbeit von Neuschaefer-Rube, 2008). Ein logopädisches Stimmtraining kann bei ausreichender Übung und Stimmdisziplin eine Stimmerhöhung in Richtung einer typisch weiblichen Frequenz erzielen. Problematisch dabei ist jedoch, dass die Frequenzerhöhung eine stetige Selbstkontrolle erfordert, welche in Ausnahmesituationen, wie Husten oder Lachen, versagen kann (vgl. Plum, 2008).

8 Beispiele aus der Praxis

8.1 Fallbeispiel: Herr G.

Der zu Beginn der begleitenden Psychotherapie gerade 18-jährige Patient, Herr G., berichtet im Erstgespräch, ich sei ihm in einem Internetforum für junge Transmänner empfohlen worden. Er sei verzweifelt und wünsche sich Hilfe auf seinem „Trans-Weg". Schon seit der frühen Kindheit wisse er, er sei kein Mädchen. Er habe immer lieber mit „Autos, nie mit Puppen gespielt", habe sich bei kindlichen Rollenspielen immer mit der männlichen Rolle identifiziert und es sei „ganz schlimm" für ihn gewesen, wenn er „Mädchen-Klamotten" habe tragen sollen. So erinnere er sich, dass seine Mutter ihm zu seiner Erstkommunion ein weißes Kleid gekauft habe und er tagelang geweint habe, weil er es nicht anziehen wollte. Bis heute habe er sich jedoch nicht getraut, sich irgendwo zu „outen". Nicht einmal seinen Eltern habe er es gesagt. Er habe ein gutes Verhältnis zu seinen Eltern, sei ein Einzelkind. Seine Mutter habe oft gesagt, wie sehr sie sich ein Mädchen gewünscht habe. Nun habe er Angst, seine Mutter zu enttäuschen. Seine Eltern würden denken, er sei „lesbisch". Dies würden sie akzeptieren und ihn auch „nicht irgendwie unter Druck setzen". Er wolle aber endlich ein Junge, ein Mann sein und deshalb habe er sich bei mir gemeldet.

Der psychische Leidensdruck des jungen Mannes ist schon im ersten Gespräch deutlich spürbar. Gleichzeitig zeigen sich aber auch eine große Unsicherheit und viele Ängste, wie es denn nun weitergehen könnte. Aus diesem Grund beruhige ich Herrn G. zunächst; ich teile ihm mit, dass er „bei mir an der richtigen Stelle ist" und ich ihn auf seinem weiteren Weg gerne begleiten und unterstützen werde. Schließlich kläre ich ihn über die weiteren Schritte im Transitionsprozess auf, gebe ihm Informationsmaterial an die Hand, und er verlässt die Praxis nach unserem ersten Gespräch schon offensichtlich deutlich entlastet.

Im weiteren Verlauf sprechen wir vor allem über das Thema „Outing". Ich bestärke ihn in seiner ja schon eingangs selbst angedeuteten Erkenntnis der Sinnhaftigkeit eines Outings. Gleichzeitig betone ich jedoch, er solle sich diesbezüglich nicht selbst unter Druck setzen, und ich ermuntere ihn, die einzelnen Schritte in der begleitenden Psychotherapie mit mir zu besprechen und vorzubereiten. Wir diskutieren die Vor- und Nachteile eines Outings in verschiedenen Lebensbereichen.

Sein Wunsch sei es, als Junge oder Mann akzeptiert zu werden. Gleichzeitig könne er dies ja aber nicht erwarten, wenn die Menschen um ihn herum nichts davon wüssten. Andererseits sprechen wir aber auch über mögliche Diskriminierungen und Ablehnungen und wie er damit umgehen könne. Für ihn, so sagt er, sei es wichtig, seine Familie und seine Freunde nicht zu verlieren. Für ihn sei es aber ebenso wichtig, als Junge akzeptiert zu werden. Hier wird die Quelle seiner großen Angst herausgearbeitet. Wir sprechen dann über die Beziehung zu seinen Eltern und zum Rest seiner Familie. Er sei sich sicher, dass seine Eltern ihn lieben würden, eigentlich wisse er auch, dass sie ihn so lieben würden, wie er sei. Damals, als er das Kommunionskleid nicht habe anziehen wollen, habe man auch eine andere Lösung gefunden. Es wird herausgearbeitet, dass es immer wichtig sei, zumindest einen „sicheren Rückzugsort" zu haben – einen Ort, an welchem man sich sicher fühlt und angenommen wird, so wie man ist. Die Kernfamilie sei sicher so ein Ort. Gemeinsam entscheiden wir, zunächst mit den Eltern zu sprechen. Mein Angebot, ein Gespräch in der Praxis zu führen, nimmt Herr G. dankbar an.

Mir begegnen freundliche, aber auch sehr besorgt wirkende Eltern. Sie seien froh, dass „ihre Tochter" sich endlich Hilfe gesucht habe. Sie habe sich seit Beginn der Pubertät immer mehr zurückgezogen und auf sie immer traurig gewirkt. Auf Fragen habe sie jedoch meist ausweichend geantwortet, es sei alles ok, sie habe „Stress mit der Freundin oder Ähnliches". Es bestätigt sich, dass die Eltern nichts vom Trans-Sein „ihrer Tochter" wissen und denken, sie sei „lesbisch". Mit einer offenen Frage versuche ich zu ergründen, ob sich die Eltern auch etwas anderes vorstellen können, und dann plötzlich, unter Tränen, bricht es aus Herrn G. heraus. Ob sie sich erinnern könnten, wie er sich als Kind verhalten habe; er sei kein Mädchen und wünsche sich so sehr, dass sie ihn trotzdem „noch liebhaben". Jetzt weinen alle und umarmen sich – der erste Schritt im Coming-out ist getan. Natürlich hätten die Eltern schon davon gelesen, und irgendwie, so die Mutter, habe sie immer gewusst, dass irgendetwas nicht stimme. Und: Natürlich lieben sie ihre Tochter. Tatsächlich fällt es den Eltern anfangs schwer, den Jungen beim Namen zu nennen, aber auch dies wird thematisiert und hier auch um Verständnis beim Patienten gebeten.

In den nächsten Sitzungen spricht Herr G. das Thema „Hormone" an. Ich erläutere die Vorgehensweise, verweise aber vor allem darauf, dass die Hormone körperliche Veränderungen bewirken würden, die dann für alle sichtbar seien. Dann frage ich ihn, was er denke, was sein Umfeld denken würde, wenn sie nicht wüssten, dass er ein Junge sei, aber auf einmal ein Junge vor ihnen stehen würde. Er sieht den Sinn eines weiteren Outings, und wir besprechen, wie wir vorgehen wollen. Herr G. geht noch zur Schule, er will im nächsten Jahr sein Abitur machen. Er werde in seinen Kursen in der Schule nicht ausgegrenzt, sei aber eher ein Einzelgänger und grenze sich selbst ab. Allerdings habe er zwei gute Freundinnen, welche jedoch auch nichts wüssten. Ich berichte, dass aus meiner therapeutischen

Erfahrung eine gute Freundin ein gutes „Experimentierfeld" sein kann in Bezug darauf, wie andere auf ein Outing reagieren, und Herr G. beschließt, mit einer der beiden Freundinnen zu reden. In weiteren Sitzungen sprechen wir viel darüber, wie er es einschätze, sich weiter zu outen oder aber ohne weiteres Outing er selbst zu sein und auch weitere Schritte im Transitionsprozess einzuleiten. Ich betone, dass ich ihm diese Entscheidung nicht abnehmen könne, ihn aber unterstützen werde, egal, wie er sich entscheide. Schließlich beschließt Herr G., er wolle es seinen Mitschülern sagen, wisse aber nicht, wie. Wir diskutieren verschiedene Möglichkeiten, auch, dass ich als Therapeut ihn begleiten könne. Letztlich wählen wir einen Weg, welcher in meiner Region schon etabliert ist. Eine örtliche Organisation mit Namen „SCHLAU"[28] geht schon seit einigen Jahren in Schulen und informiert dort, anfangs vor allem über sexuelle, inzwischen auch über geschlechtliche Vielfalt. Es werden Informationen vermittelt, und in letzter Zeit gibt es auch einen Schwerpunkt, über transgender und non-binär aufzuklären. Das Besondere dabei ist, dass Betroffene ihre Entwicklung schildern und Fragen beantworten. Ich nehme Kontakt zu einigen Aktiven von SCHLAU auf und wir vereinbaren ein gemeinsames Gespräch. In den nächsten Wochen läuft das Outing in der Schule dann tatsächlich auch ohne größere Probleme und Herr G. ist sichtlich erleichtert.

Dennoch gilt es, auch Rückschläge und Enttäuschungen zu verarbeiten. Nicht alle Menschen aus der Umgebung des Patienten können sein Trans-Sein akzeptieren. Gemeinsam können wir erarbeiten, dass „Anderssein" immer wieder auch auf Ablehnung bis hin zu Diskriminierung stößt und manchmal ein Abwägen erfordert, wer einem wirklich wichtig ist. Herr G. beschließt für sich, Beziehungen zu Menschen, die ihn nicht so akzeptieren, wie er ist, zu beenden. In einigen supportiven Gesprächen ist diesbezüglich auch viel „Trauerarbeit" zu leisten.

Nach drei Monaten Behandlungsdauer beginnt Herr G. von sich aus, erneut das Thema „Hormone" anzusprechen, und macht deutlich, dass er jetzt so weit sei. Noch einmal werden die Wirkungsweisen der Hormone besprochen und Herr G. wird an eine endokrinologische Praxis vermittelt, mit welcher ich seit Jahren zusammenarbeite. Zudem erhält er sein Indikationsschreiben. Die Freude ist groß, für ihn ist dies wie ein Start in ein neues Leben.

In den folgenden Gesprächen, welche zunehmend niederfrequenter vereinbart werden können, besprechen wir die ersten Wirkungen der Hormone. Gelegentlich kommt es zu Stimmungsschwankungen. Herr G. wurde aber initial darauf hingewiesen, auch sein Umfeld über die möglichen affektiven Wirkungen des Testosterons zu informieren, und er berichtet, dass er Rückmeldungen erhalte und diese dann gemeinsam mit Freunden oder seinen Eltern bespreche. Zur Unterstützung wird Herrn G. die „Stopp-Wort"-Methode erläutert. Hierbei wird mit engen Be-

28 „SCHLAU" steht für Schwul Lesbisch Bi Trans* Aufklärung (https://schlau-rlp.de).

zugspersonen ein „Stopp-Wort" vereinbart, welches diese aussprechen, wenn Herr H. übermäßig oder gar unkontrolliert emotional reagiert. Dies gelingt sehr gut.

Je mehr eine Vermännlichung der äußeren Erscheinung von Herrn G. zu beobachten ist, desto aktiver und ausgeglichener wirkt er auf mich, und zuletzt sehen wir uns nur noch einmal im Monat. Nachdem wir die Namens- und Personenstandsänderung gemeinsam vorbereitet haben, diese abgeschlossen ist und es weiter keine Auffälligkeiten zu beobachten gibt, informiert sich Herr G. über die Möglichkeiten der sogenannten geschlechtsangleichenden Operationen.

Herr G. entscheidet sich für eine Mastektomie und Hysterektomie (Gebärmutterentfernung). Einen Penoidaufbau wünscht er nicht. Er vereinbart Termine zur Vorbesprechung der Operation und bereitet gemeinsam mit mir die Beantragung der Kostenübernahme bei seiner Krankenversicherung vor. Dabei wird Herr G. ermuntert, sich genau zu informieren, Erfahrungen anderer Betroffener zu recherchieren und sich bei seinen ersten Gesprächen in den operierenden Kliniken oder Praxen auch Bilder von bereits durchgeführten Operationen zeigen zu lassen. Die Erfahrung hat gezeigt, dass Chirurgen, die geschlechtsangleichende Operationen durchführen, diese durchaus auch fototechnisch dokumentieren, und dass viele Betroffene gerne ihre „OP-Ergebnisse" mit anderen Betroffenen teilen. In diesem Zusammenhang wird auch noch einmal thematisiert und reflektiert, dass „Passing-Probleme" große Unzufriedenheit auslösen können.

Doch es läuft alles gut und nach der Operation stellt sich noch einmal ein glücklicher Herr G. vor. Sein Transitionsprozess sei abgeschlossen, so berichtet er sehr selbstbewusst. Auch ich sehe, dass ich Herrn G. nun verabschieden kann. Wir vereinbaren, dass er sich gerne jederzeit melden kann, und tatsächlich ruft er in den folgenden Wochen und Monaten auch immer wieder mal an, um mit mir über seine Erlebnisse zu sprechen. Themen sind dabei beispielsweise seine erste Beziehung zu einer Frau, in der er als Mann wahrgenommen wird, selten sprechen wir über Diskriminierungserfahrungen im Alltag.

Kommentar zum Fallbeispiel. Mir ist bewusst, dass mit Herrn G. ein sehr idealtypischer Verlauf beschrieben wird und es im psychotherapeutischen Alltag der Begleitung von Transgender-Menschen nicht immer so „rund und gut" verlaufen muss. So begegnen mir leider auch immer wieder Betroffene, die von großer Ablehnung in der Familie berichten. Ich erlebe dann beispielweise, wie ein Patient mir unter Tränen erzählt, sein Vater habe ihm nach seinem Outing gesagt, er sei nicht mehr sein Kind, sein Bruder habe nur gesagt, es sei „eklig". Diese Patientinnen und Patienten benötigen dann supportive Gespräche, gemeinsame Trauerarbeit und Unterstützung bei der Reflexion, wie sie nun damit umgehen wollen. Keiner meiner Patienten hat diese negativen Erfahrungen zum Anlass genommen, vom weiteren Transitionsprozess abzusehen. Der erlebte Druck der Unstimmigkeit ist stets zu groß. Halt geben dann meist gute Freunde oder zumindest ein Elternteil oder jemand anderes aus der Herkunftsfamilie. Nur sehr selten brechen Patienten die Behandlung vorzeitig ab, und wenn, dann meist, weil die Unstimmigkeit zwischen Körper und Identität zu groß ist und sich bei allen Bemühungen kein „gutes Passing" erzielen lässt.

8.2 Beispielgutachten gemäß TSG: Frau H.

Vorbemerkungen

Es wird berichtet über einen Mann-zu-Frau-transsexuellen Probanden mit männlichem biologischem Geschlecht. Aus Respekt vor dem subjektiven Erleben des Probanden wird im Folgenden die weibliche Form verwendet, ohne damit jedoch das Ergebnis der Begutachtung oder der gerichtlichen Entscheidung nach dem sogenannten „Transsexuellengesetz" (TSG) gemäß § 3 bzw. § 8 vorwegnehmen zu wollen. Die allgemeine Vorgehensweise orientiert sich an der der AWMF zur Diagnostik, Beratung und Behandlung im Kontext von Geschlechtsinkongruenz, Geschlechtsdysphorie und Trans-Gesundheit (Deutsche Gesellschaft für Sexualforschung [DGfS], 2019).

Rahmenbedingungen der Begutachtung

Frau H. ist dem Unterzeichner seit 2019 bekannt. Sie befindet sich seit dieser Zeit im Rahmen der sogenannten psychotherapeutisch begleiteten Alltagserprobung hier in psychotherapeutischer Behandlung (vgl. hierzu Becker et al., 1997, sowie Sigusch, 2001). Frau H. wurde diesbezüglich über die besonderen Umstände bezüglich der Schweigepflicht aufgeklärt und entbindet den Unterzeichner ausdrücklich von seiner Schweigepflicht. In diesem Zusammenhang wurde auch die Frage, ob der Unterzeichner überhaupt als Sachverständiger tätig werden soll und kann, mit Frau H. schon im Vorfeld der Begutachtung ausführlich erörtert und auch vom Unterzeichner vor dem Hintergrund berufsrechtlicher und ethischer Gesichtspunkte reflektiert. Da es sich bei der begleitenden Psychotherapie im Rahmen der Alltagserprobung um keine klassische Behandlung einer psychischen Erkrankung handelt und der begleitende Psychotherapeut zudem grundsätzlich auch immer wieder diagnostisch und in Bezug auf weitere Maßnahmen auch eine Indikation stellend tätig werden kann bzw. sogar dazu aufgefordert wird, sprach nichts gegen das gewählte Vorgehen (vgl. hierzu Becker et al., 1997, aber vor allem auch Rauchfleisch, 2016). Zudem hatte Frau H. ausdrücklich den Wunsch geäußert, dass der Unterzeichner als Sachverständiger bestellt wird.

Fragestellung

Es soll zu den folgenden Fragen gutachterlich Stellung genommen werden:

1. Ob der Antragssteller aufgrund seiner transsexuellen Prägung sich nicht mehr dem in seinem Geburtseintrag angegebenen, sondern dem anderen Geschlecht als zugehörig empfindet.
2. Ob der Antragssteller seit mindestens drei Jahren unter dem Zwang steht, seinen Vorstellungen entsprechend zu leben.
3. Ob sich nach den Erkenntnissen der medizinischen Wissenschaft das Zugehörigkeitsempfinden des Antragsstellers mit hoher Wahrscheinlichkeit nicht mehr ändern wird.

Quellen

Die gutachterliche Stellungnahme stützt sich auf:

1. Die gesonderte Untersuchung der Probandin, welche am 20.09.2020 in der Zeit von 10 Uhr bis 11 Uhr stattfand.
2. Die Durchsicht der Gerichtsakten des Amtsgerichts XX.

Aktenlage

Frau H. stellt am 12.08.2020 den Antrag auf Namensänderung nach § 1 TSG, als gewünschter Vorname wird „Maria" angegeben. Darüber hinaus beantragt sie die Personenstandsänderung nach § 8 TSG. Es liegen eine Geburtsurkunde und eine Kopie eines deutschen Personalausweises vor. In ihrem „transsexuellen Lebenslauf" berichtet Frau H., sie sei als Einzelkind bei ihren Eltern aufgewachsen und von diesen „geschlechtsneutral" erzogen und in ihrer „freien Entfaltung" stets unterstützt worden. Dennoch habe sie immer wieder das Gefühl gehabt, nicht zu wissen „wer oder was sie eigentlich ist". Spätestens ab 2018 lebe sie in ihrem Geschlecht als Frau.

Angaben von Frau H.

Frau H. wurde eingangs darüber aufgeklärt, dass sie im Auftrag des Amtsgerichts XX im Verfahren nach dem Transsexuellengesetz begutachtet werde und ihre Angaben nicht der Schweigepflicht gemäß § 203 StGB unterliegen. Außerdem wurde sie darauf aufmerksam gemacht, dass der Unterzeichner als sachverständiger Zeuge geladen werden könne und dann kein Schweigerecht habe, sie jedoch keine Angaben machen müsse. Frau H. erklärt sich mit der Begutachtung einverstanden und ist bereit, zu allen Fragen Auskunft zu geben. Nach ihrer aktuellen Befindlichkeit befragt, gibt Frau H. an, sie fühle sich im Moment sowohl körperlich als auch psychisch gesund und in der Lage, sich begutachten zu lassen. Frau H. berichtet, dass sie sich sicher sei, dass sie nicht männlich sei. Sie fühle sich als Frau, lebe wie eine Frau, kleide sich als Frau und wünsche die vollständige Angleichung des Geschlechts.

(1) Allgemeine Angaben

Frau H. berichtet, sie sei zunächst bei den beiden Eltern, dann nach der Trennung der Eltern bei der Mutter aufgewachsen. Sie habe keine Geschwister. An frühkindliche Auffälligkeiten habe sie keine Erinnerung.

Sie sei regelgerecht eingeschult worden, habe zunächst die Grundschule und im Anschluss die Realschule besucht und erfolgreich abgeschlossen.

2018 habe sie eine Ausbildung zur Bürokauffrau begonnen. Hier habe es jedoch wegen ihrer Transgender-Problematik Probleme gegeben, sodass sie die Ausbildung 2019 abgebrochen habe. Aktuell mache sie eine Ausbildung zur Erzieherin, dies mache ihr große Freude.

In der Kindheit und Jugend habe es immer wieder Probleme mit anderen Kindern und Jugendlichen gegeben. Sie sei „gemobbt" worden, wohl vor allem wegen ihrer nicht jungenhaften Erscheinung. Dennoch habe sie auch immer Freunde gehabt. In ihrer Freizeit treibe sie viel Sport und gehe ab und zu mit Freunden aus.

(2) Psychosexuelle Entwicklung

Sie sei „geschlechtsneutral" erzogen worden. Typische stereotype Verhaltensweisen seien nicht erwartet worden. Sie selbst habe sich lange Zeit gar keine Gedanken über ihr Geschlecht gemacht.

Ihre körperliche Entwicklung sei ohne Befund typisch männlich. Sie selbst habe jedoch die männlichen Geschlechtsmerkmale immer abgelehnt und als „falsch" empfunden.

Bezüglich ihrer sexuellen Orientierung würde sie sich als bisexuell bezeichnen. Sie habe vor ca. fünf Jahren eine erste Beziehung zu einem Mädchen gehabt. Aktuell habe sie keine Beziehung. In Beziehungen sei es ihr wichtig, als Frau akzeptiert zu werden.

(3) Familienanamnese

Keine psychotischen oder wahnhaften Erkrankungen in der Familie.

(4) Spezifische Anamnese

Sie erinnere sich, dass sie sich mit Beginn der Pubertät erstmals intensiver mit dem Thema „transgender" auseinandergesetzt habe. Sie selbst habe ihr Trans-Sein nie als Problem erlebt, da sie von ihrem direkten Umfeld stets so akzeptiert worden sei, wie sie war. Ab 2018 lebe sie als Frau. 2019 habe sie die begleitende Psychotherapie begonnen und seit Januar 2020 erhalte sie die gegengeschlechtliche Hormonbehandlung. Sie sei sehr glücklich, jetzt ihren Weg gehen zu können.

Befunde

Psychischer Befund

Bei Frau H. handelt es sich um eine 20-jährige Patientin mit unauffälliger Mimik und Gestik. Im Kontakt ist sie freundlich zugewandt, die Stimmung ist situationsadäquat. Bewusstseinsklar und in allen Qualitäten orientiert. Auffassung und Konzentration waren ebenso wie die Gedächtnisfunktionen (Merkfähigkeit, Kurzzeit- und Langzeitgedächtnis) nicht beeinträchtigt. Das formale Denken war geprägt von einer Grübelneigung. Anhaltspunkte für Zwänge konnten nicht eruiert werden. Inhaltlichen Denkstörungen lagen nicht vor. Wahrnehmungsstörungen und Ichstörungen waren zu keinem Zeitpunkt fassbar. Die Affektivität war adäquat. Der Antrieb und die Psychomotorik sind unauffällig. Anhaltspunkte für akute Suizidalität lagen nicht vor. Vom klinischen Eindruck her lag die allgemeine intellektuelle Leistungsfähigkeit im überdurchschnittlichen Bereich.

Fremdbefund

Fremdanamnestisch wurde endokrinologisch eine Chromosomenaberration ausgeschlossen. Ansonsten ohne Befund.

Diagnose(n)

ICD-10: F64.0 – Transsexualismus –gesichert

Differenzialdiagnose: Eine wahnhafte oder psychotische Erkrankung können aus gutachterlicher Sicht ausgeschlossen werden.

Beurteilung

Transsexualismus wird gemäß ICD-10 (entsprechend im DSM-5) definiert als der Wunsch, als Angehöriger des anderen Geschlechts zu leben und anerkannt zu werden, meistens verbunden mit einem Gefühl des Unbehagens über das angeborene Geschlecht. Die transsexuelle Identität besteht andauernd seit mindestens zwei Jahren. Der Transsexualismus ist nicht Symptom einer anderen psychischen Erkrankung, wie z. B. einer Schizophrenie und geht nicht mit einer Chromosomenaberration einher (vgl. hierzu die diagnostischen Kriterien zu ICD-10: F64.0). Pichlo (2008) nannte als wichtige Differenzialdiagnosen vor allem die Instabilität der Geschlechtsidentität, Transvestitismus, Ablehnung einer homosexuellen Orientierung, schwere Persönlichkeitsstörungen oder eine psychotische Verkennung der geschlechtlichen Identität.

Dieser Ansatz ist mit Blick auf die AWMF-Leitlinie und den gesamten gegenwärtigen Stand der Forschung zu transgender allerdings so nicht mehr haltbar. Schon Becker (2009) beschreibt diverse Transgender-Verläufe, mit zuweilen massiven Symptomen einer auch schweren Persönlichkeitsstörung und sexuellen Identitätsstörungen, welche die Diagnose „transgender“ jedoch keineswegs ausschließen können. Coleman et al. (2012) kommen schließlich zu dem Schluss, dass es keine absoluten Ausschlussdiagnosen gibt. Auch „die sexuelle Orientierung liefert keine diagnostisch relevante Information. Entgegen früheren Annahmen (u. a. Lawrence, 2010) gibt es keinen empirisch nachweisbaren Effekt auf das Behandlungsergebnis (Nieder, Elaut, Richards & Dekker, 2016)“ (zitiert nach AWMF-Leitlinie, DGfS, 2019, S. 24). Zusammenfassend heißt es dann in der AWMF-Leitlinie zur Frage der Diagnostik:

> Eine Sicherung der Diagnose im Rahmen eines längerfristigen diagnostisch-therapeutischen Prozesses als Aufgabe der Psychotherapie, wie sie in den Behandlungsstandards von 1997 gefordert wird (S. Becker et al., 1997), oder durch eine Verlaufsbeobachtung bzw. eine psychotherapeutisch begleitete Alltagserprobung, wie es in der MDS-Begutachtungsrichtlinie von 2009 vorgesehen ist (MDS, 2009), ist damit hinfällig. Dies war eher dem Umstand geschuldet, dass das Konstrukt des Transsexualismus mit einer Präjudikation für operative Maßnahmen bereits bei der Diagnosestellung eine weitreichende prognostische Einschätzung erforderte. Die Feststellung der Diskrepanz zwischen Gender (Geschlechtsidentität, Geschlechtsrolle) und Zuweisungsgeschlecht wird zunächst von der behandlungssuchenden Person selbst getroffen. Es gibt keine objektiven Beurteilungskriterien, die den Behandelnden dafür zur Verfügung stünden (Güldenring, 2013). Gleichwohl ist eine umfassende Diagnostik mit ganzheitlicher Betrachtung der behandlungssuchenden Person notwendig, um im gemeinsamen Dialog eine individuelle Lösung finden und zuverlässige Prognosen für einzelne in Frage kommende transitionsunterstützende Behandlungen stellen zu können. (DGfS, 2019, S. 23)

Frau H. schildert angesichts einer validierenden und supportiven Erziehung keine typischen Transgender-Konflikte. Geschlecht wurde zunächst nicht thematisiert. Dennoch wird deutlich, dass die transsexuelle Identität schon seit der frühen Kindheit als gesichert betrachtet werden kann. Die Geschlechtsidentität erscheint im lebensgeschichtlichen Rückblick durchgehend stabil im Sinne einer Transgender-Mann-zu-Frau-Identität.

Geschlecht kann aus psychologischer Sicht auf verschiedenen Ebenen beschrieben werden. Maßgeblich für das Subjekt ist jedoch die Geschlechtsidentität. Ein transgeschlechtliches Identitätserleben kann in diesem Kontext als Störung oder Variante der Geschlechtsentwicklung bezeichnet werden.

Beantwortung der Fragestellung wie Ü3, nicht nummeriert

Die vorliegende gutachterliche Stellungnahme soll zu folgenden Fragen Stellung nehmen:

1. Ob der Antragssteller aufgrund seiner transsexuellen Prägung sich nicht mehr dem in seinem Geburtseintrag angegebenen, sondern dem anderen Geschlecht als zugehörig empfindet.
2. Ob der Antragssteller seit mindestens drei Jahren unter dem Zwang steht, seinen Vorstellungen entsprechend zu leben.
3. Ob sich nach den Erkenntnissen der medizinischen Wissenschaft das Zugehörigkeitsempfinden des Antragsstellers mit hoher Wahrscheinlichkeit nicht mehr ändern wird.

Der Antragssteller erfüllt gesichert die Kriterien der ICD-10-Diagnose F64.0 (Transsexualismus). Der Antragsteller fühlt sich seit der frühen Kindheit, mindestens jedoch seit drei Jahren, dem anderen Geschlecht als zugehörig und steht spätestens seit dieser Zeit unter dem Zwang, diesen Vorstellungen entsprechend zu leben. Nach den Erkenntnissen der medizinischen Wissenschaft ist mit hoher Wahrscheinlichkeit davon auszugehen, dass sich das Zugehörigkeitsempfinden nicht mehr ändern wird. Zur Beantwortung der Fragestellung wurden wissenschaftlich fundierte Kriterien herangezogen.

Die für das Gutachten verwendete Literatur ist im Literaturverzeichnis dieses Bandes zu finden.

9 Fazit und Ausblick

Die Arbeit mit Transgender-Menschen stellt zweifelsohne eine besondere Herausforderung an unsere Fähigkeit zur professionellen Empathie dar. Nicht selten fällt es auch Kolleginnen und Kollegen schwer, zu verstehen, wie es sein kann, dass eine offensichtliche Frau ein Mann sein soll oder umgekehrt. Und bis heute wird vereinzelt in psychotherapeutischen Settings nach dem zugrunde liegenden Konflikt, der entwicklungspsychopathologischen Ursache, dem Kindheitstrauma gesucht oder transgender als eine spezielle Form des Wahns oder der körperdysmorphen Störung betrachtet. Doch unser gesellschaftliches Verständnis von Normalität ist in einem ständigen Wandel, und wir erkennen immer mehr, dass es in vielen Bereichen Varianten der Normalität gibt und immer wieder geben wird, welche vielleicht zunächst jenseits unserer Vorstellungskraft liegen mögen. Zentral scheint mir, dass wir als Psychotherapeutinnen und Psychotherapeuten in der Arbeit mit diesen Menschen offen, empathisch und wertschätzend für die Bedürfnisse und Erwartungen der Hilfesuchenden sein sollten, ganz im Sinne von Rogers (1981).

Zum Abschluss will ich mit Rücksicht auf die Betroffenen betonen: Mir ist bewusst, dass eine „Anleitung zur psychotherapeutischen Behandlung“ für Betroffene kränkend sein und von ihnen als Pathologisierung empfunden werden kann. Mein Anliegen ist es jedoch, den sie begleitenden Psychotherapeutinnen und Psychotherapeuten eine Arbeitshilfe an die Hand zu geben, mit der diese dann eine ihren Wünschen entsprechende Unterstützung erreichen können. So lange wir Regelungen haben, die dieses Vorgehen zwingend vorschreiben, um einzelne Schritte im Transitionsprozess zu erreichen, so lange wird dies nötig sein. Und auch darüber hinaus wird es, wenn es diese Regelungen nicht mehr gibt, trotzdem noch Transgender-Menschen geben, die psychotherapeutische Hilfe in Anspruch nehmen wollen.

Weiterführende Informationen

Orientierungshilfen:

- AWMF-S3-Leitlinie *Geschlechtsinkongruenz, Geschlechtsdysphorie und Trans-Gesundheit:* https://www.awmf.org/leitlinien/detail/ll/138-001.html
- Begutachtungsanleitung (BGA) des Medizinischen Dienstes des Spitzenverbandes Bund der Krankenkassen: *Geschlechtsangleichende Maßnahmen bei Transsexualismus:* https://www.mds-ev.de/fileadmin/dokumente/Publikationen/GKV/Begutachtungsgrundlagen_GKV/BGA_Transsexualismus_201113.pdf
- Standards of Care (SoC-V7) des Weltverbandes für Transgender-Gesundheit – Deutsche Fassung: https://www.wpath.org/media/cms/Documents/SOC%20v7/SOC%20V7_German.pdf

Vereinigungen und Gesellschaften:

- Bundesverband Trans* (BVT*): https://www.bundesverband-trans.de/
- Deutsche Gesellschaft für Trans- und Intersexualität (dgti): https://www.dgti.org
- TransInterQueer (TrIQ): https://www.transinterqueer.org/
- TransX – Verein für Transgender Personen: https://www.transx.at/index.php
- World Professional Association for Transgender Health (WPATH): https://www.wpath.org

Literatur

Abraham, F. (1931). Genitalumwandlungen an zwei männlichen Transvestiten. *Zeitschrift für Sexualwissenschaft und Sexualpolitik, 18*, 223–226.

Athenstaedt, U. (1997). *Entwicklung eines Fragebogens zur Messung geschlechtstypischer Verhaltenstendenzen* (Berichte aus dem Institut für Psychologie, Nr. 1997/2). Graz: Universität Graz, Institut für Psychologie.

Athenstaedt, U. & Alfermann, D. (2011). *Geschlechterrollen und ihre Folgen. Eine sozialpsychologische Betrachtung*. Stuttgart: Kohlhammer.

Altstötter-Gleich, C. (2004). Expressivität, Instrumentalität und psychische Gesundheit. Ein Beitrag zur Validierung einer Skala zur Erfassung des geschlechtsrollenbezogenen Selbstkonzepts. *Zeitschrift für Differentielle und Diagnostische Psychologie, 25*, 123–139.

American Psychiatric Association (APA). (1980). *Diagnostic and statistical manual of mental disorders* (3rd ed.). Washington, DC: Author.

American Psychiatric Association (APA). (1994). *Diagnostic and statistical manual of mental disorders* (4th ed.). Washington, DC: Author.

American Psychiatric Association (APA). (2013). *Diagnostic and statistical manual of mental disorders* (5th ed.). Arlington, VA: Author. https://doi.org/10.1176/appi.books.9780890425596

Arbeitsgemeinschaft für Methodik und Dokumentation in der Psychiatrie (AMDP). (2018). *Das AMDP-System. Manual zur Dokumentation psychiatrischer Befunde* (10., korr. Aufl.). Göttingen: Hogrefe.

Arcelus, J., Bouman, W. P., Van Den Noortgate, W., Claes, L., Witcomb, G. & Fernandez-Aranda, F. (2015). Systematic review and meta-analysis of prevalence studies in transsexualim. *European Psychiatry, 30*, 807–815. https://doi.org/10.1016/j.eurpsy.2015.04.005

Bakker, A., van Kesteren, P. J., Gooren, L. J. & Bezemer, P. D. (1993). The prevalence of transsexualism in the Netherlands. *Acta Psychiatrica Scandinavica, 87*(4), 237–238. https://doi.org/10.1111/j.1600-0447.1993.tb03364.x

Becker, S. (2009). Transsexuelle Entwicklungen: Verlaufsdiagnostik, Psychotherapie und Indikation zu somatischen Behandlungen. *Psychotherapie im Dialog, 10*(1), 12–18. https://doi.org/10.1055/s-0028-1090186

Becker, S., Bosinski, H. A. G., Clement, U., Eicher, W., Goerlich, T. M., Hartmann, U. et al. (1997). Standards der Behandlung und Begutachtung von Transsexuellen der Deutschen Gesellschaft für Sexualforschung, der Akademie für Sexualmedizin und der Gesellschaft für Sexualwissenschaft. *Zeitschrift für Sexualforschung, 10*, 147–156. https://doi.org/10.1055/s-2007-995252

Beesdo-Baum, K., Zaudig, M. & Wittchen, H. U. (Hrsg.). (2019). *SCID-5-CV. Strukturiertes Klinisches Interview für DSM-5-Störungen – Klinische Version. Deutsche Bearbeitung des Structured Clinical Interview for DSM-5® Disorders – Clinician Version von Michael B. First, Janet B. W. Williams, Rhonda S. Karg, Robert L. Spitzer.* Göttingen: Hogrefe.

Bem, S. L. (1974). The measurement of psychological androgyny. *Journal of Consulting and Clinical Psychology, 42,* 155–162.

Benjamin, H. (1953). Transvestism and transsexualism. *International Journal of Sexology, 7,* 12–14.

Benjamin, H. (1966). *The Transsexual Phenomenon.* New York: Julian Press.

Blackless, M., Charuvastra, A., Derryck, A., Fausto-Sterling, A., Lauanne, K. & Lee, E. (2000). How Sexually Dimorphic Are We? Review and Synthesis. *American Journal of Human Biology, 12*(2), 151–166. https://doi.org/10.1002/(SICI)1520-6300(200003/04)12:2<151::AID-AJHB1>3.0.CO;2-F

Bosinski, H. A. G. (2013). Geschlechtsidentitätsstörung/Geschlechtsdysphorie im Kindesalter. *Forum für Kinder- und Jugendpsychiatrie, Psychosomatik und Psychotherapie, 23*(2), 3–25.

Brosat, H. & Tötemeyer, N. (2019). *Der Mann-Zeichen-Test nach Hermann Ziler* (unveränd. Nachdruck, 13. Aufl.). Münster: Aschendorff.

Bundesgerichtshof. (2020). *Beschluss vom 22.04.2020 – Aktenzeichen: XII ZB 383/19.*

Bundesministerium der Justiz und für Verbraucherschutz (BMJV) und Bundesministerium des Innern, für Bau und Heimat (BMI). (2019). *Entwurf eines Gesetzes zur Neuregelung der Änderung des Geschlechtseintrags.* Verfügbar unter: https://www.bmjv.de/SharedDocs/Gesetzgebungsverfahren/DE/Aenderung_Geschlechtseintrag.html

Bundesverband Trans*. (2019). *Leitfaden Trans* Gesundheit in der Art einer Patient_innenleitlinie zur Leitlinie: Geschlechtsinkongruenz, Geschlechtsdysphorie und Trans-Gesundheit: S3-Leitlinie zur Diagnostik, Beratung und Behandlung. AWMF-Registernr. 138/001.* Verfügbar unter: https://www.bundesverband-trans.de/wp-content/uploads/2019/11/Patient_innen-Leitlinie-Trans-08_ONLINE.pdf

Bundeszentrale für politische Bildung (Hrsg.). (2012). Geschlechtsidentität [Gesamtbeilage]. *Aus Politik und Zeitgeschichte (APuZ),* 20–21.

Butler, J. (1991). *Das Unbehagen der Geschlechter* (K. Menke, Übers.). Frankfurt am Main: Suhrkamp. (Original erschienen 1990)

Cohen-Kettenis, P. T. & van Goozen, S. H. M. (1997). Sex reassignment of adolescent transexuals: A follow-up study. *Journal of the American Academy of Child and Adolescent Psychiatry, 36,* 263–271.

Coleman, E., Bockting, W., Botzer, M., Cohen-Kettenis, P., DeCuypere, G., Feldman, J. et al. (2012). Standards of Care for the Health of Transsexual, Transgender, and Gender-Nonconforming People, Version 7. *International Journal of Transgenderism, 13*(4), 165–232. https://doi.org/10.1080/15532739.2011.700873

De Cuypere, G., Van Hemelrijck, M., Michel, A., Carael, B., Heylens, G., Rubens, R. et al. (2007). Prevalence and demography of transsexualism in Belgium. *European Psychiatry, 22*(3), 137–141. https://doi.org/10.1016/j.eurpsy.2006.10.002

Dekker, R. & van de Pol, L. (1993). *Frauen in Männerkleidern. Weibliche Transvestiten und ihre Geschichte.* Berlin: WAT.

Delot, E. C., Papp, J. C., Fox, M., Grody, W., Lee, H., Vilain, E. et al. (2017). Genetics of Disorders of Sex Development: The DSD-TRN experience. *Endocrinology and Metabolism Clinics of North America, 46*(2), 519–537. https://doi.org/10.1016/j.ecl.2017.01.015

Deogracias, J. J., Johnson, L. L., Meyer-Bahlburg, H. F. L., Kessler, S. J., Schober, J. M. & Zucker, K. J. (2007). The gender identity/gender dysphoria questionnaire for adolescents and adults. *Journal of Sex Research,* 44(4), 370–379.

Deutsche Gesellschaft für Sexualforschung. (2019). *Geschlechtsinkongruenz, Geschlechtsdysphorie und Trans-Gesundheit: S3-Leitlinie zur Diagnostik, Beratung und Behandlung (Stand: 22.02.2019/Version: 1.1).* Verfügbar unter: https://www.awmf.org/leitlinien/detail/ll/138-001.html

Diamond, M. (2006). Biased-interaction Theory of Psychosexual Development: "How does one know if one is male or female?". *Sex Roles, 55*(9–10), 589–600. https://doi.org/10.1007/s11199-006-9115-y

Diamond, M. (2007). „Is it a Boy or a Girl?" Intersex children reshape medical practice. *Science & Spirit, 18*(4), 36–38. https://doi.org/10.3200/SSPT.18.4.36-38

Diamond, M. (2013). *"Nature Loves Variety, Society Hates It" - Dr. Milton Diamond with Irene Diamond* [YouTube-Video]. Verfügbar unter: https://www.youtube.com/watch?v=6MvNisJ7FoQ

Döpfner, M., Plück, J. & Kinnen, C. für die Arbeitsgruppe Deutsche Child Behavior Checklist (2014). *Deutsche Schulalter-Formen der Child Behavior Checklist von Thomas M. Achenbach. Elternfragebogen über das Verhalten von Kindern und Jugendlichen (CBCL/6–18R), Lehrerfragebogen über das Verhalten von Kindern und Jugendlichen (TRF/6–18R), Fragebogen für Jugendliche (YSR/11-18R).* Göttingen: Hogrefe.

Drescher, J. & Byne, W. (2013). Gender Dysphoric/Gender Variant (GD/GV) Children and Adolescents: Summarizing what we know and what we have yet to learn. *Journal of Homosexuality, 59*(3), 501–510. https://doi.org/10.1080/00918369.2012.653317

Drescher, J., Cohen-Kettenis, P. & Winter, S. (2012). Minding the body: Situating gender identity diagnoses in the ICD-11. *International Review of Psychiatry, 24*(6), 568–577. https://doi.org/10.3109/09540261.2012.741575

European Union Agency for Fundamental Rights. (2014). *Being Trans in the European Union. Comparative Analysis of EU LGBT Survey Data.* Wien: Author.

Fidgen, J. (2013). *Richard O'Brien: ‚I'm 70 % man'*. Verfügbar unter: https://www.bbc.com/news/magazine-21788238

Fischer, M. & Thyen, K. (2017). *Utrechter Skala zur Geschlechtsdysphorie für Mädchen/Frauen* (Deutsche Übersetzung der Utrechtse Gender Schaal [UGS]). Verfügbar unter: https://www.pukzh.ch/sites/default/assets/File/USG-wm_12%2017.pdf

Francke, G.H. (2014). *Symptom-Checklist-90®-Standard (SCL-90®-S).* Göttingen: Hogrefe.

Garcia Nuñez, D. & Nieder, T.O. (2017). Geschlechtsinkongruenz und -dysphorie. *Gynäkologische Endokrinologie, 15*, 5–13. https://doi.org/10.1007/s10304-016-0115-x

Glen, F. & Hurrel, K. (2012). *Technical note: Measuring Gender Identity.* Manchester: Equality and Human Rights Commission.

Goodfellow, P.N. & Lovell-Badge, R. (1993). SRY and sex determination in mammals. *Annual Review of Genetics, 27*(1), 71–92. https://doi.org/10.1146/annurev.ge.27.120193.000443

Green, R. (1966). Transsexualism: Mythological, historical, and cross-cultural aspects. In H. Benjamin, *The Transsexual Phenomenon* (Appendix C). New York: Julian Press.

Güldenring, A. (2013). Zur „Psychodiagnostik von Geschlechtsidentität" im Rahmen des Transsexuellengesetzes. *Zeitschrift für Sexualforschung, 26*(2), 160–174. https://doi.org/10.1055/s-0033-1335618

Günther, M., Teren, K. & Wolf, G. (2019). *Psychotherapeutische Arbeit mit trans* Personen. Handbuch für die Gesundheitsversorgung.* München: Ernst Reinhardt Verlag.

Hamm, J.-A. & Sauer, A.-T. (2014). Perspektivenwechsel: Vorschläge für eine menschenrechts- und bedürfnisorientierte Trans*-Gesundheitsversorgung. *Zeitschrift für Sexualforschung, 27*(1), 4–30. https://doi.org/10.1055/s-0034-1366140

Hänsel, S. (2006). „Transsexualität" in der Antike? Über den Geschlechtswechsel bei Ovid und Diodorus von Sizilien. *Bulletin/Zentrum für Transdisziplinäre Geschlechterstudien/Humboldt-Universität zu Berlin, 31*, 20–34.

Hesse, V. (2018). Der Sexualhormonsturm im ersten Lebenshalbjahr des Säuglings und seine Folgen. *Kinder- und Jugendarzt, 49*(12), 790–795.

Hirschauer, S. (1993). *Die soziale Konstruktion der Transsexualität.* Frankfurt am Main: Suhrkamp.

Hirschfeld, M. (1910). *Die Transvestiten. Eine Untersuchung über den erotischen Verkleidungstrieb.* Berlin: Alfred Pulvermacher & Co.

Hirschfeld, M. (1923). Die intersexuelle Konstitution. *Jahrbuch der sexuellen Zwischenstufen, 23*, 3–27.

Jacke, K. (2016). *Widersprüche des Medizinischen. Eine wissenssoziologische Studie zu Konzepten der „Transsexualität“.* Gießen: Psychosozial-Verlag.

Jäger, R.J., Anvret, M., Hall, K. & Scherer, G. (1990). A human XY female with a frame shift mutation in the candidate testis-determining gene SRY. *Nature, 348*(6300), 452–454.

Jürgensen, M. (2008). *Geschlechtstypisches Verhalten, gesundheitsbezogene Lebensqualität und besondere Belastungen von Kindern mit Störungen der körperlichen Geschlechtsentwicklung (DSD) bei 46, XY-Karyotyp* (Unveröffentlichte Dissertation). Universität Lübeck.

Kindler-Röhrborn, A. & Pfleiderer, B. (2012). Gendermedizin – Modewort oder Notwendigkeit? – Die Rolle des Geschlechts in der Medizin. *XX Die Zeitschrift für Frauen in der Medizin, 1*(03), 146–152. https://doi.org/10.1055/s-0032-1316277

Köhler, A., Becker, I., Richter-Appelt, H., Cerwenka, S., Kreukels, B., van de Grift, T. et al. (2019). Behandlungserfahrungen und soziale Unterstützung bei Personen mit Geschlechtsinkongruenz/Geschlechtsdysphorie: Eine ENIGI 5-Jahres-Follow-Up-Studie in drei europäischen Ländern. *PPmP – Psychotherapie Psychosomatik Medizinische Psychologie, 69*(08), 339–347. https://doi.org/10.1055/a-0806-6892

Korte, A., Beier, K. & Bosinski, H. (2016). Behandlung von Geschlechtsidentitätsstörungen (Geschlechtsdysphorie) im Kindes- und Jugendalter: Ausgangsoffene psychotherapeutische Begleitung oder frühzeitige Festlegung und Weichenstellung durch Einleitung einer hormonellen Therapie? *Sexuologie, 23*(3–4), 117–132.

Kreukels, B.P.C., Haraldsen, I.R., De Cuypere, G., Richter-Appelt, H., Gijs, L. & Cohen-Kettenis, P.T. (2012). A European network for the investigation of gender incongruence: The ENIGI initiative. *European Psychiatry, 27*(6), 445–450.

Kuyper, L. & Wijsen, C. (2014). Gender Identities and Gender Dysphoria in the Netherlands. *Archives of Sexual Behavior, 43*(2), 377–385. https://doi.org/10.1007/s10508-013-0140-y

Landén, M., Wålinder, J., Hambert, G. & Lundström, B. (1998). Factors predictive of regret in sex reassignment. *Acta Psychiatrica Scandinavica, 97*(4), 284–289. https://doi.org/10.1111/j.1600-0447.1998.tb10001.x

Lawrence, A.A. (2010). Sexual orientation versus age of onset as bases for typologies (subtypes) for gender identity disorder in adolescents and adults. *Archives of Sexual Behavior, 39*(2), 514–545. https://doi.org/10.1007/s10508-009-9594-3

Leidenberger, F.A. (1998). *Klinische Endokrinologie für Frauenärzte.* Heidelberg: Springer.

Lewis, M. & Brooks-Gunn, J. (1979). *Social cognition and the acquisition of self.* New York: Plenum Press. https://doi.org/10.1007/978-1-4684-3566-5

Liu, S., Seidlitz, J., Blumenthal, J.D., Clasen, L.S. & Raznahan, A. (2020). Integrative structural, functional, and transcriptomic analyses of sex-biased brain organization in humans. *Proceedings of the National Academy of Sciences, 117*(31), 18788–18798. https://doi.org/10.1073/pnas.1919091117

Margraf, J., Cwik, J.C., Suppiger, A. & Schneider, S. (2017). *DIPS Open Access: Diagnostisches Interview bei psychischen Störungen.* Bochum: Mental Health Research and Treament Center, Ruhr-Universität Bochum. https://doi.org/10.13154/rub.100.89

Medizinischer Dienst des Spitzenverbandes Bund der Krankenkassen e.V. (2020). *Begutachtungsanleitung. Richtlinie des GKV-Spitzenverbandes nach §282 SGB V. Geschlechtsangleichende Maßnahmen bei Transsexualismus (ICD-10, F64.0).* Verfügbar unter: https://www.mds-ev.de/fileadmin/dokumente/Publikationen/GKV/Begutachtungsgrundlagen_GKV/BGA_Transsexualismus_201113.pdf

Meyenburg, B. & Richter-Unruh, A. (2012). Leben im falschen Körper. Transsexualität im Kindes- und Jugendalter. *Korasion – Mitteilungsblatt der AG für Kinder- und Jugendgynäkologie* (2/2012).

Meyer-Bahlburg, H.F.L., Sandberg, D.E., Yager, T.J., Dolezal, C.L. & Ehrhardt, A.A. (1994). Questionnaire scales for the assessment of atypical gender development in girls and boys. *Journal of Psychology & Human Sexuality*, 6(4), 19–39.

Neuschaefer-Rube, C. (2008). Phoniatrische Aspekte zur Stimmbehandlung bei Transgendern. In D. Groß, C. Neuschaefer-Rube & J. Steinmetzer (Hrsg.), *Transsexualität und Intersexualität. Medizinische, ethische, soziale und juristische Aspekte* (S. 151–158). Berlin: Medizinisch Wissenschaftliche Verlagsgesellschaft.

Nieder, T.O., Elaut, E., Richards, C. & Dekker, A. (2016). Sexual orientation of trans adults is not linked to outcome of transition-related health care, but worth asking. *International Review of Psychiatry, 28*(1), 103–111. https://doi.org/10.3109/09540261.2015.1102127

Nieder, T.O. & Richter-Appelt, H. (2011). Tertium non datur – either/or reactions to transsexualism amongst health care professionals: the situation past and present, and its relevance to the future. *Psychology & Sexuality, 2*(3), 224–243. https://doi.org/10.1080/19419899.2010.545955

Nieder, T.O. & Strauß, B. (2019). S3-Leitlinie zur Diagnostik, Beratung und Behandlung im Kontext von Geschlechtsinkongruenz, Geschlechtsdysphorie und Trans-Gesundheit. Hintergrund, Methode und zentrale Empfehlungen. *Zeitschrift für Sexualforschung, 32*(2), 70–79.

Pfäfflin, F. (1992). Regrets after sex reassignment surgery. *Journal of Psychology & Human Sexuality, 5*(4), 69–85. https://doi.org/10.1300/J056v05n04_05

Pfäfflin, F. (1994). Zur transsexuellen Abwehr. *Psyche, 48*(9/10), 904–931.

Pfäfflin F. (1996). Therapeut-Patient-Beziehung. In U. Clement & W. Senf (Hrsg.), *Transsexualität. Behandlung und Begutachtung* (S. 24–34). Stuttgart: Schattauer.

Pichlo, H.-G. (2008). Transsexualismus – leistungsrechtliche und gutachterliche Kriterien für geschlechtsangleichende somatische Maßnahmen aus Sicht des MDK Nordrhein. In D. Groß, C. Neuschaeffer-Rube & J. Steinmetzer (Hrsg.), *Transsexualität und Intersexualität. Medizinische, ethische, soziale und juristische Aspekte* (S. 119–130). Berlin: Medizinisch Wissenschaftliche Verlagsgesellschaft.

Plum, H. (2008). Logopädische Stimmanpassung bei Mann-zu-Frau-Transsexualismus. In D. Groß, C. Neuschaefer-Rube & J. Steinmetzer (Hrsg.), *Transsexualität und Intersexualität. Medizinische, ethische, soziale und juristische Aspekte* (S. 159–174). Berlin: Medizinisch Wissenschaftliche Verlagsgesellschaft.

Preuss, W.F. (2019). *Geschlechtsdysphorie, Transidentität und Transsexualität im Kindes- und Jugendalter*. München: Ernst Reinhardt Verlag.

Rauchfleisch, U. (2016). *Transsexualität – Transidentität. Begutachtung, Begleitung, Therapie* (5., unveränderte Aufl.). Göttingen: Vandenhoeck & Ruprecht. https://doi.org/10.13109/9783666462702

Rekers, G.A., Rosen, A.C. & Morey, S.M. (1990). Projective test findings for boys with gender disturbance: Draw-A-Person Test, IT scale, and Make-A-Picture Story Test. *Perceptual and Motor Skills, 71*(3), 771–779. https://doi.org/10.2466/pms.1990.71.3.771

Renner, J., Täuber, L., Blaszcyk, W., Dekker, A., Briken, P. & Niederer, T.O. (2020). Psychotherapie mit trans Personen. Gesellschaftliche Herausforderungen und ein aktuelles E-Health-Projekt. *Psychotherapeutenjournal, 19,* 357–365.

Richter-Appelt, H. & Nieder, T.O. (Hrsg). (2014). *Transgender-Gesundheitsversorgung. Eine kommentierte Herausgabe der Standards of Care der World Professional Association for Transgender Health.* Gießen: Psychosozial-Verlag.

Ristori J. & Steensma T.D. (2016). Gender dysphoria in childhood. *International Review of Psychiatry, 28*(1), 13–20. https://doi.org/10.3109/09540261.2015.1115754

Rogers, C. (1981). *Der neue Mensch* (B. Stein, Übers.). Stuttgart: Klett-Cotta. (Original erschienen 1980)

Schieferdecker, C. (2016). *Was ist Geschlecht*. Norderstedt: Books on Demand.

Schneider, C. (2012). *Genderdysphorie. Erlebte Genderdysphorie und psychisches Wohlbefinden bei transsexuellen Personen* (Unveröffentlichte Diplomarbeit). Universität Wien.

Schneider-Düker, M. & Kohler, A. (1988). Die Erfassung von Geschlechtsrollen – Ergebnisse zur deutschen Neukonstruktion des Bem Sex-Role-Inventory. *Diagnostica, 34,* 256–270.

Sigusch, V. (1995a). Transsexueller Wunsch und zissexuelle Abwehr. *Psyche, 49*(9/10), 811–837.

Sigusch, V. (1995b). *Geschlechtswechsel*. Hamburg: Rotbuch-Verlag.

Sigusch, V. (Hrsg.). (2001). *Sexuelle Störungen und ihre Behandlung*. Stuttgart: Thieme.

Söder, M. (1998). *Die Strukturen der Herkunftsfamilien weiblicher Transsexueller und deren Vergleich mit einer Stichprobe von Frauen kongruenter Geschlechtsidentität* (Diplomarbeit). München: GRIN-Verlag.

Stalla, G.K. & Auer, M. (2015). *Therapieleitfaden Transsexualität* (2. Aufl.). Bremen: Uni-Med.

Steensma, T.D., McGuire, J.K., Kreukels, B.P., Beekman, A.J. & Cohen-Kettenis, P.T. (2013). Factors associated with desistence and persistence of childhood gender dysphoria: A quantitative follow-up study. *Journal of the American Academy of Child & Adolescent Psychiatry, 52*(6), 582–590. https://doi.org/10.1016/j.jaac.2013.03.016

Steinkühler, M. (1992). Geschlechtswechsel in nichtklinischer Zeit: Der Chevalier d'Eon. In F. Pfäfflin & A. Junge (Hrsg.), *Geschlechtsumwandlung. Abhandlungen zur Transsexualität* (S. 45–54). Stuttgart: Schattauer.

Strauss, P., Cook, A., Winter, S., Watson, V., Wright Toussaint, D. & Lin, A. (2017). *Trans Pathways: The mental health experiences and care pathways of trans young people. Summary of results.* Perth, Australia: Telethon Kids Institute.

Tagay, S., Breidenstein, A., Friederich, H.C., Rübben, H., Teufel, M. & Heß, J. (2017). *Essener Transgender Lebensqualitäts-Inventar (ETLI)*. Verfügbar unter: https://www.uni-due.de/rke-pp/essener_transgender_lebensqualitaets_inventar.php#:~:text=Das%20Essener%20Transgender%20Lebensqualit%C3%A4ts%2DInventar,spezifischen%20Lebensqualit%C3%A4t%20von%20Transgender%20Personen

Tamar-Mattis, A. & Diamond, M. (2007). Managing variations in sexdevelopment. *Journal of Pediatric Endocrinology and Metabolism, 20,* 552–553.

Tobin, D.D., Menon, M., Menon, M., Spatta, B.C., Hodges, E.V.E. & Perry, D.G. (2010). The intrapsychics of gender: A model of self-socialization. *Psychological Review, 117*(2), 601–622. https://doi.org/10.1037/a0018936

Troche, S.J. & Rammsayer, T.H. (2011). Eine Revision des deutschsprachigen Bem Sex-Role Inventory. *Klinische Diagnostik und Evaluation, 4*(3), 262–283.

Turner, D., Briken, P. & Nieder, T.O. (2020). Geschlechtsinkongruenz, Geschlechtsdysphorie und Trans-Gesundheit. *PSYCH up2date, 14*(04), 347–363. https://doi.org/10.1055/a-0973-2535

Vries, A.L.C. de, McGuire, J.K., Steensma, T.D., Wagenaar, E.C., Doreleijers, T.A. & Cohen-Kettenis, P.T. (2014). Young adult psychological outcome after puberty suppression and gender reassignment. *Pediatrics, 134*(4), 696–704. https://doi.org/10.1542/peds.2013-2958

Wallien, M.S., Quilty, L.C., Steensma, T.D., Singh, D., Lambert, S.L., Leroux, A. et al. (2009). Cross-national replication of the gender identity interview for children. *Journal of Personality Assessment, 91*(6), 545–552. https://doi.org/10.1080/00223890903228463

Witte, T. (2017). *Andersrum ist auch nicht besser. Willkommen im Mainstream*. Verfügbar unter: https://www.zeit.de/zeit-magazin/leben/2017-06/trans-gender-non-binary-sexuelle-identitaet

World Health Organization (WHO). (1978). *International classification of diseases Ninth revision: Basic tabulation list with alphabetic index.* Geneva: World Health Organization.

World Health Organization (WHO). (2018). *International Classification of Diseasess 11th Revision.* Verfügbar unter: https://icd.who.int/en/

World Health Organization (WHO)/Dilling, H., Mombour, W., Schmidt, M. & Schulte-Markwort, E. (2016). *Internationale Klassifikationen psychischer Störungen. ICD-10 Kapitel V (F). Diagnostische Kriterien für Forschung und Praxis.* Bern: Hogrefe.

World Professional Association for Transgender Health (WPATH). (2012). *Standards of Care for the Health of Transsexual, Transgender, and Gender Nonconforming People* (7th Version). Retrieved from https://www.wpath.org/publications/soc

Zhou, J., Hofman, M.A., Gooren, L.J.G. & Swaab, D.F. (1995). A sex difference in the human brain and its relation to transsexuality. *Nature, 378*(6552), 68–70.

Ziler, H. (1950). *Der Mann-Zeichen-Test in detailstatistischer Auswertung.* Münster: Aschendorff.

Zucker, K.J., Bradley, S.J., Lowry Sullivan, C.B., Kuksis, M., Birkenfeld-Adams, A. & Mitchell, J.N. (1993). A Gender Identity Interview for Children. *Journal of Personality Assessment, 61*(3), 443–456.

Zucker, K.J., Finegan, J.K., Doering, R.W. & Bradley, S.J. (1983). Human figure drawings of gender-problem children: A comparison to sibling, psychiatric, and normal controls. *Journal of Abnormal Child Psychology, 11*, 287–298. https://doi.org/10.1007/BF00912092

Zucker, K.J., Mitchell, J.N., Bradley, S.J., Tkachuk, J., Cantor, J.M. & Allin, S. (2006). The Recalled Childhood Gender Identity/Gender Role Questionnaire: Psychometric Properties. *Sex Roles, 54*, 469–483.

Anhang

Informationsblatt für Betroffene und Angehörige

Das Informationsblatt kann – beidseitig ausgedruckt – wie ein Flyer gefaltet werden. Es bietet einige grundlegende Informationen für Betroffene, Angehörige aber auch andere interessierte Personen.

(Seite 1/2)

Informationsblatt

Die Psychotherapeutin, der Psychotherapeut …

… klärt auf und informiert

… begleitet alle weiteren Schritte

Transitionsprozess

Beginn der begleitenden Psychotherapie

Hormonbehandlung

Namens- und Personenstandsänderung

Operationen

Praxisstempel

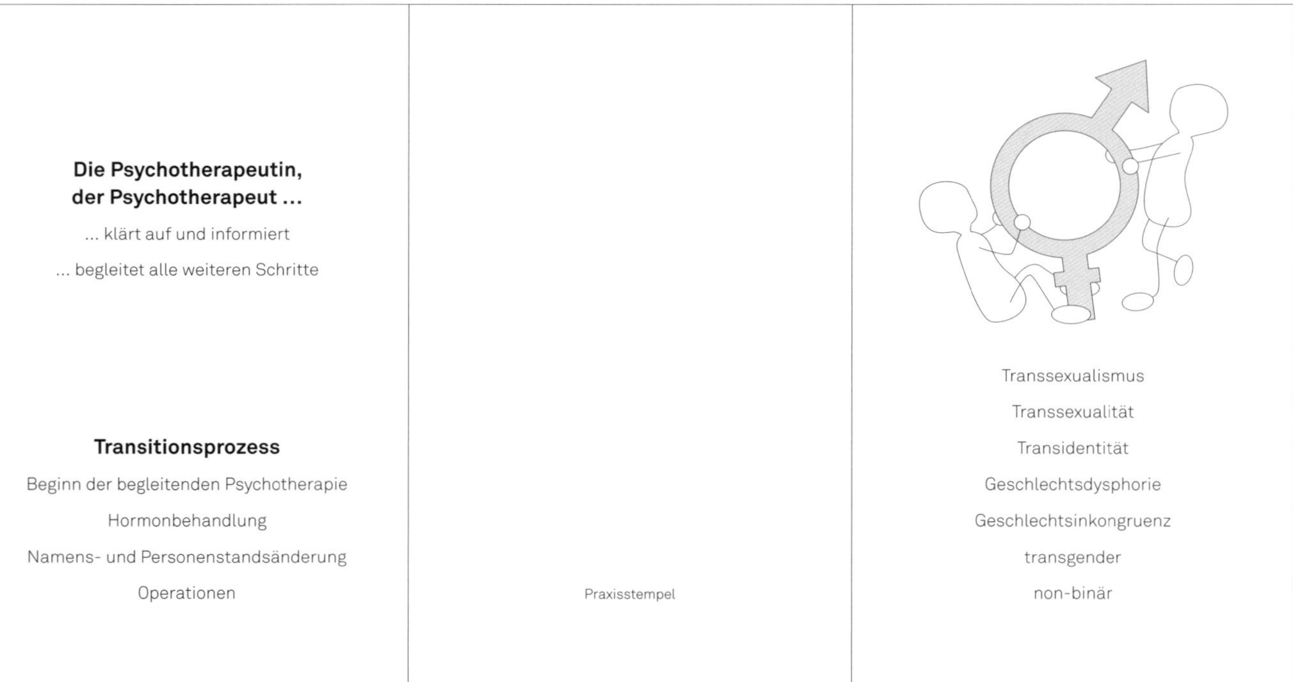

Transsexualismus

Transsexualität

Transidentität

Geschlechtsdysphorie

Geschlechtsinkongruenz

transgender

non-binär

(Seite 2/2)

Informationsblatt

Worum geht es?	Fakten	Was sollten Angehörige, Freunde oder das Umfeld beachten?
Transgender-Menschen sind Menschen, die sich nicht dem zugewiesenen Geschlecht zugehörig empfinden, sondern dem anderen Geschlecht. Non-binäre Menschen sind Menschen, die sich keinem Geschlecht zuordnen.	Wir können heute davon ausgehen, dass Trans- und Non-binär-Sein angeboren ist. Bis zu 5 % der Menschen beschreiben sich als trans oder non-binär.	Betroffene brauchen Respekt und Unterstützung. Niemand entscheidet sich dafür, trans oder non-binär zu sein, daher kann sie/er es auch nicht ändern.

Checkliste für das Erstgespräch

Personendaten				
Chiffre und Kürzel[1]:	______	☐ FzM-TG	☐ MzF-TG	☐ non-binär
Zuweisungsgeschlecht:	☐ divers	☐ weiblich	☐ männlich	
Identitätsgeschlecht:	☐ divers	☐ weiblich	☐ männlich	
Gewünschte Anrede:	Pronomen: ______		Vorname: ______	
Begleitpersonen:	______			

Diagnostische Informationen		ja	nein	unklar
Erwachsene (ICD-10: F64.0)	Wunsch, dem anderen Geschlecht anzugehören	☐	☐	☐
	Wunsch nach Hormonbehandlung	☐	☐	☐
	Wunsch nach Operationen	☐	☐	☐
	Zeitkriterium: zwei Jahre	☐	☐	☐
	Erstmanifestation: ______			
Kinder (ICD-10: F64.2)	Pubertät noch nicht erreicht	☐	☐	☐
	Wunsch, dem anderen Geschlecht anzugehören	☐	☐	☐
	Ablehnung von Zuweisungsgeschlechtsmerkmalen	☐	☐	☐
	Zeitkriterium: sechs Monate	☐	☐	☐
Differenzialdiagnostik:	Geschlechtsinkongruenz ist nicht Ausdruck einer anderen psychischen Erkrankung	☐	☐	☐
Komorbide Erkrankungen:	______			
Diagnose gesichert	☐ Verdacht ☐ gesichert			

Outing
Erfolgte bereits ein Outing? ☐ ja, komplett ☐ teilweise ☐ nein
Falls „ja" oder „teilweise": in welchen Bereichen? ______
Einschätzung: ______

Bemerkungen
______
______
______

1 FzM-TG = Frau-zu-Mann-Transgender, MzF-TG = Mann-zu-Frau-Transgender

Bericht an die Gutachterin bzw. den Gutachter im Antragsverfahren – Vorlage

Eine Beantragung der psychotherapeutischen Behandlung bei der Krankenversicherung bzw. besser ausgedrückt der ggfs. notwendige Bericht an die Gutachterin oder den Gutachter weicht – den Ausführungen dieses Bandes entsprechend – von der üblichen Vorgehensweise deutlich ab. Die folgende Vorlage beinhaltet die wesentlichen Punkte für den Bericht an die Gutachterin bzw. den Gutachter. Anhand eines Beispiels (Frau I.) werden einige Aspekte näher ausgeführt. Das Beispiel kann daher als Anregung für eigene Berichte dienen.

(Seite 1/2)

Bericht an die Gutachterin bzw. den Gutachter im Antragsverfahren – Vorlage

Vorbemerkungen

Es wird berichtet über eine Mann-zu-Frau-transsexuelle Patientin mit männlichem biologischem Geschlecht. Aus Respekt vor dem subjektiven Erleben der Patientin wird die weibliche Form verwendet, ohne damit jedoch das Ergebnis der gemäß *Transsexuellengesetz* erforderlichen Begutachtungen vorwegnehmen zu wollen. Der folgende Bericht zum Antrag auf Langzeittherapie orientiert sich an den Vorgaben der S3-Leitlinie der AWMF zur Diagnostik, Beratung und Behandlung im Kontext von Geschlechtsinkongruenz, Geschlechtsdysphorie und Trans-Gesundheit (Deutsche Gesellschaft für Sexualforschung et al., 2019) sowie der Begutachtungsanleitung des Medizinischen Dienstes des Spitzenverbandes Bund der Krankenkassen (MDS, 2020).

Angaben zur spontan berichteten und erfragten Symptomatik

Frau I. kommt auf eigenen Wunsch in unsere Praxis. Sie berichtet, dass sie sich seit ihrer frühen Kindheit sicher sei, dass sie weiblich sei. Sie fühle sich als Frau und wünsche die vollständige Angleichung des Geschlechts.

Liegen komorbide psychische Erkrankungen vor, wird ergänzend die entsprechende Symptomatik dargestellt und hinsichtlich reaktiv oder „echt" komorbid eingeschätzt. Bei reaktiven Erkrankungen kann betont werden, dass durch die weitere Begleitung im Transitionsprozess von einer Stabilisierung ausgegangen werden kann.

Lebensgeschichtliche Entwicklung und Krankheitsanamnese

Allgemeine Angaben: *Hier können wie üblich Angaben zur biografischen Anamnese gemacht werden.*

Familienanamnese: *Gab es in der Familie psychotische, wahnhafte oder andere psychischen Erkrankungen?*

Spezifische Anamnese: *Hier wird in Abgrenzung zur obigen allgemeinen Lebensgeschichte die transgenderspezifische Entwicklung geschildert.*

Psychischer Befund

Hier erfolgt der übliche psychopathologische Befund (z.B. anhand des AMDP-Manuals).

Somatischer Befund

Siehe Konsiliarbericht. Weitere somatische Untersuchungen sind bereits eingeleitet.

Verhaltensanalytische Problemdefinition

Die vertiefende biografische Anamnese muss zeigen, inwieweit lerngeschichtliche Erfahrungen das subjektive Erleben der Patientin beeinflusst haben und inwieweit von einer Stabilität der Geschlechtsidentitätsstörung auszugehen ist.

(Seite 2/2)

Bericht an die Gutachterin bzw. den Gutachter im Antragsverfahren – Vorlage

Diagnose(n)

ICD-10: F64.0 – Transsexualismus – derzeit gesichert

Differenzialdiagnose: Eine wahnhafte oder psychotische Erkrankung kann ausgeschlossen werden, eine Chromosomenaberration wird konsiliarisch abgeklärt, bisher kein Anhalt.

Nennung evtl. komorbider Erkrankungen

Therapieziele

1. Vertiefende Differenzialdiagnostik
2. Vertiefende Erhebung der biografischen sowie weiterer Anamnesen
3. Behandlung komorbider Erkrankungen (soweit vorhanden)
   Diesbezüglich können folgende Therapieziele formuliert werden:
   3a. ...
   3b. ...
   3c. ...
4. Abklärung der inneren Stimmigkeit und Konstanz des Identitätsgeschlechts
5. Lebbarkeit des Identitätsgeschlechts
6. Reflexion der begleitenden medizinischen Untersuchungen
7. Realistische Einschätzung der Möglichkeiten und Grenzen der weiteren Behandlung

Behandlungsplan

Die Umsetzung der oben genannten Therapieziele erfolgt im Wesentlichen durch psychotherapeutische Gespräche, welche die Alltagserprobung über einen Zeitraum von mindestens einem Jahr reflektierend begleiten. In dieser Zeit wird Frau I. angehalten, im Identitätsgeschlecht zu leben. [Ggf: Bezüglich der geschilderten Symptome der komorbiden psychischen Diagnosen kommen die folgenden Behandlungsmethoden zum Einsatz: *Hier werden dann die üblichen Behandlungsmethoden bzw. das entsprechende therapeutische Vorgehen erläutert.*]

Beantragt werden insgesamt 45 Therapiestunden, geplant ist je eine Sitzung pro Woche. Ich bitte einer optionalen Umwandlung von Einzel- in Gruppensitzungen zuzustimmen.

Indikationsschreiben für eine gegengeschlechtliche Hormonbehandlung – Beispiel

An verschiedenen Stellen im Transitionsprozess ist der begleitende Psychotherapeut aufgefordert, eine Indikation für weitergehende Behandlungsmaßnahmen zu erstellen (vgl. hierzu den Kasten zu alltagsbezogenen Themen im Abschnitt 6.7). Beispielhaft wird hier ein Indikationsschreiben zur gegengeschlechtlichen Hormonbehandlung aufgeführt.

Das Indikationsschreiben muss bei anderen Indikationsstellungen (z. B. Mastektomie) vor allem im letzten Punkt (Indikationen) angepasst werden. Zentral ist dabei jeweils, dass ein krankheitswertiger Leidensdruck festgestellt werden muss und die indizierte Behandlungsmethode dazu geeignet ist, diesen Leidensdruck erheblich zu vermindern.

(Seite 1/2)

Indikationsschreiben für weitergehende Behandlungsmaßnahmen – Beispiel

Bescheinigung zur Vorlage bei mitbehandelnden Ärztinnen und Ärzten

Frau J.; geb. am xx.xx.xxxx – Indikation zur Hormonbehandlung

Vorbemerkungen

Es wird berichtet über eine Mann-zu-Frau-transsexuelle Patientin mit männlichem biologischem Geschlecht. Aus Respekt vor dem subjektiven Erleben der Patientin wird die weibliche Form verwendet, ohne damit jedoch das Ergebnis der gerichtlich notwendigen Entscheidungen zur Personenstandsänderungen vorwegnehmen zu wollen. Die psychotherapeutische Vorgehensweise sowie die gestellten Indikationen und Empfehlungen orientieren sich an der S3-Leitlinie der AWMF zur Diagnostik, Beratung und Behandlung im Kontext von Geschlechtsinkongruenz, Geschlechtsdysphorie und Trans-Gesundheit (Deutsche Gesellschaft für Sexualforschung et al., 2019).

Diagnose

ICD-10: F64.0 – Transsexualismus – aus psychotherapeutischer Sicht gesichert

Differenzialdiagnose: Eine wahnhafte oder psychotische Erkrankung kann ausgeschlossen werden, eine Chromosomenaberration muss konsiliarisch abgeklärt werden.

Psychischer Befund und psychosexuelle Entwicklung

Bei Frau J. handelt es sich um eine mittlerweile XX-jährige Patientin mit unauffälliger Mimik und Gestik. Im Kontakt ist sie freundlich zugewandt, bezogen auf ihren Transitionsprozess angemessen nervös und emotional belastet. Die Stimmung ist insgesamt situationsadäquat. Bewusstseinsklar und in allen Qualitäten orientiert. Auffassung und Konzentration sind ebenso wie die Gedächtnisfunktionen (Merkfähigkeit, Kurzzeit- und Langzeitgedächtnis) nicht beeinträchtigt. Das formale Denken ist geprägt von einer Grübelneigung, im Sinne eines Gefühls und einer gedanklichen Beschäftigung damit, „falsch zu sein". Anhaltspunkte für Zwänge konnten nicht eruiert werden. Inhaltliche Denkstörungen lagen nicht vor. Wahrnehmungsstörungen und Ich-Störungen sind nicht fassbar. Die Affektivität ist adäquat. Der Antrieb und die Psychomotorik sind unauffällig. Anhaltspunkte für akute Suizidalität liegen nicht vor. Vom klinischen Eindruck her liegt die allgemeine intellektuelle Leistungsfähigkeit im mindestens durchschnittlichen Bereich.

Die psychosexuelle Entwicklung der Patientin ist geprägt von einem körperdysmorphen Selbstbild und der Unstimmigkeit bezüglich der klar erlebten eigenen geschlechtlichen Identität und der Fremdwahrnehmung sowie der biologischen Entwicklungen. Biopsychosozial wird eine dem biologischen Geschlecht entsprechende psychosexuelle Entwicklung beschrieben.

Geschlecht kann aus psychologischer Sicht auf verschiedenen Ebenen beschrieben werden. Maßgeblich für das Subjekt ist jedoch die Geschlechtsidentität. Ein transgeschlechtliches Identitätserleben kann in diesem Kontext als Störung der Geschlechtsentwicklung bezeichnet werden.

(Seite 2/2)

Indikationsschreiben für weitergehende Behandlungsmaßnahmen – Beispiel

Behandlungsverlauf

Frau J. befindet sich seit Dezember 2020 in unserer psychotherapeutischen Behandlung zur sogenannten Alltagstestbegleitung. Im Verlauf des letzten und vorletzten Jahres erfolgte nach und nach das Outing im sozialen Umfeld. Sie neige nicht zu übertrieben „weiblichem Auftreten", woraus sich aber keine Zweifel an ihrer erlebten Identität ableiten lassen. Bis November 2019 sei sie bereits in psychotherapeutischer Begleitung gewesen. Ein entsprechender Behandlungsbericht liegt hier vor. Aus psychotherapeutischer Sicht ist von einer Stabilität der Geschlechtsidentitätsstörung auszugehen. Im Verlauf der Begleitung der Patientin konnten keine Auffälligkeiten eruiert werden. Frau J. wurde über die Wirkungsweise der sogenannten gegengeschlechtlichen Hormonbehandlung, insbesondere auch über die irreversiblen Wirkungen, aufgeklärt.

Indikationen

Aus psychotherapeutischer Sicht besteht ein erheblicher krankheitswertiger Leidensdruck bezüglich der männlichen Geschlechtsmerkmale. Die Diagnose Transsexualismus ist gesichert. Es besteht eine Indikation für weitere geschlechtsangleichende Maßnahmen und hier zunächst die sogenannte gegengeschlechtliche Hormontherapie. Nach Durchführung notwendiger medizinischer Untersuchungen unter Berücksichtigung des Ausschlusses einer Chromosomenaberration (vgl. hierzu die Kriterien gemäß ICD-10 – F64.0) besteht eine Indikation zur sogenannten gegengeschlechtlichen Hormonbehandlung.

Hinweise zu den Online-Materialien

Sie können die in diesem Buch abgedruckten Arbeitsmaterialien über unsere Internetseite abrufen und ausdrucken. Nutzen Sie dazu bitte den Link hgf.io/download und melden Sie sich nach den dort beschriebenen Schritten an. Wenn Sie nach der Registrierung den Code **B-HVHQNB** unter „Mein Konto → Zusatzmaterialien" im Eingabefeld einfügen, werden Sie automatisch in den Downloadbereich weitergeleitet und können die Online-Materialien zum Buch ausdrucken. Um die Materialien dauerhaft im direkten Zugriff zu haben, empfehlen wir Ihnen, sich die gesamten Materialien herunterzuladen und auf dem eigenen Rechner zu speichern.

Überblick über die Online-Materialien

- Informationsblatt für Betroffene und Angehörige
- Checkliste für das Erstgespräch
- Bericht an die Gutachterin bzw. den Gutachter im Antragsverfahren – Vorlage
- Indikationsschreiben für eine gegengeschlechtliche Hormonbehandlung – Beispiel